美人はならび

美人は歯でできている　女性歯科医が伝える

加藤通子

みらい PUBLISHING

はじめに

「美しさ」については、今まで数え切れないほど、語り継がれてきましたが、「歯」が「美しさを決める重要なポイント」だとはあまり知られていないかもしれません。

しかし、実は「歯」というのは美しさにとって、とんでもなく重要な役割を果たしているのです。

まず、「美しくなりたい」「年を取っても美しくありたい」と思わない人は、あまりいないのではないでしょうか。

特に女性には本能的に「美しさへの願望」が備わっているような気がします。

自分自身の話になりますが、私の母の話によると、私は幼少のころから洋服や靴など身なりにひどく興味を持ち、よくいえば「ひどいオシャレ」で、新しい洋服を欲しがり、いつも鏡の前でポーズをとっていたそうです。

今から考えると子供のころからきれいなものに対する憧れが強かったのかもしれ

ません。

そんな私が3歳のとき、祖母が通っていた歯科医院についていったのが、実は私の人生の方向を決めるきっかけになったのです。

そこでは、美人の歯科医師T先生がカッコよく働いておられて、幼心にひとめぼれした私は、家に帰ると早速「私は大きくなったら歯医者さんになる！」と宣言したそうです。

実際、T先生の「美しさ」に憧れて歯科医師の道を選ぶことになった私ですが、その後は歯科医療の分野の中でも、やはり「美しさ」を求める審美歯科の分野に惹《ひ》かれるようになっていきます。

そして「人を美しくすること」が自分の生きる道かもしれないと強く思うようになっていきました。

今、自分のミッションは、

「高度な歯科医療を通じて患者さまの美と健康を獲得し、患者さまの幸福に寄与す

ること」。

この本では、真の美しさは健康の上に成り立つこと、また美しくあることから健康が導かれること、そのためには「歯からのきれい・健康」が必要であることを説明しています。

私たちは皆、幸せになる権利があります。幸せになるために生まれてきたのです。読者の方々が「きれい・健康」から幸せをつかむ近道を知るきっかけになれば幸いです。

かとう歯科医院オフィスにて

加藤通子

目次

**** 美人はならび ****

第2章　「美人はならび」で熟年女優化計画始めませんか？

第3章 「歯」のきれいと健康はつながっている

第4章　人の体は食べたものでできている

第5章　自分の幸せは自分でつかむ

おわりに…184

第1章

50歳からの美は歯が決める

✿母親としての幸せと自己犠牲

母親になるって幸せなことですね。

私自身3人の子供を産んで育てながら、家事と歯科医師の仕事をするというけっこう欲張りな人生を送ってきました。

周りに助けてくれる人たち（夫や両親）がいたからできたことだと感謝しています。

しかし、当時はその生活に夢中で気付かなかったのですが、母親になるというのは幸せでありながら自己犠牲であるとつくづく思うのです。

自分以外の者に対する献身と愛情たっぷりという幸せな状態ではあるのですが、これはまた自分がやりたいことを諦めることも要求されるのです。

でも、自己犠牲はそれほど暗くネガティブに捉える必要はないけれど、いつまでもそのまま自分のやりたいことを我慢ばかりしているることはないのです。まずは子育てしながらでもできることを探しましょう。あなたが将来やりたいことの準備を始めるのです。準備の時期はある意味我慢の時期と言えるかもしれません。

しかし、いつどんなときでも生まれ変わることは不可能ではないという意志と子供の成長を見届けることができる幸せがあれば、我慢の時期もそれなりに楽しく過ごすことができます。

取り組み方次第で人生は一変します。決して諦めることはありません。割り切って考えることができる柔軟性はもしかしたら女性に与えられた得意技なのかもしれません。

家事や育児に時間を費やしたからこそ、いろいろな経験を積んだからこそ、子育てが一段落ついて、自分のやりたかったことに集中できる貴重な時間がよみがえったとき、あなたはきっとキラキラ輝くことができるでしょう。

✿子育てを卒業してからが自分の人生

女性は結婚、出産、育児というイベントがあれば、その期間はなかなか自分の思い通りに物事を進めるのが難しくなります。

私の場合、28歳で第1子、30歳で第2子を産んで、40歳で第3子を産みましたので、子供の手が離れたと自覚できたとき、50歳になっていました。

正直に言いますと、子育てを卒業したここからが、自分の人生だと思いました。もちろん30代、40代が不幸だったわけではありません。仕事と家事、育児の両立に必死で奮闘していた充実した期間でした。今もそうですが、家族への愛情が私を奮い立たせる原動力でだったのです。

そして50歳からは、それまでできなかったことを取り返すのが目標となり、全くのんびりしている時間がなくなりました。

仕事の内容も変わっていきました。それまでは一般歯科、小児歯科、矯正歯科などほぼ全般にわたって携わっていたのですが、50歳からは矯正歯科に専念しようと決意しました。美しさに惹《ひ》かれて人を美しくするために歯科医師という職業を選んだ私にとって、残りの人生を矯正歯科にかけようと決めたときでした。

✿自分自身の「インビザライン矯正」を始めた

約35年間、主人と共に築いてきたクリニックに、長女と長男が歯科医師として勤務してくれるようになったのが10年ほど前になります。

そして、そのころより従来のワイヤー矯正からマウスピースを使う「インビザライン矯正」へと移行していくことになります。

インビザライン矯正により矯正治療は一変しました。目立たない、痛みがほとんどない、優しい矯正治療ということで、従来の矯正に比べて矯正治療の適齢期が広がったのです。

そして、私自身が直接インビザライン矯正を体験することで、患者さまに身近な情報を提供できる、もっと深く研究できると考えたのです。

自分自身にインビザライン矯正を始めると、驚いたことに周りのスタッフたちやスタッフの家族の方たちまで続々と「インビザライン矯正をしてほしい」と言い出したのです。

実際、彼女たちは毎日インビザライン矯正で歯並びがきれいになっていく多くの患者さまを目の当たりにして「自分もやってみたい」という気持ちが膨らんでいたようです。

スタッフ全員がインビザライン矯正を自ら体験したことによって得たものは予想以上に大きいものでした。私たちは実体験から研究したものを患者さまにお伝えすることができ、さらに成長する機会を得たのです。

✿40代、50代、60代はインビザライン矯正適齢期

従来のワイヤー矯正の方法ですと40代以降の方の症例はかなり少ないと思います。歯の矯正について、お話ししていて気付くことは〝矯正って若者のためのもの〟と思っている人が多いことです。確かに、過去のワイヤー矯正の場合はそうだったのです。

しかし、マウスピースを着けて、歯を動かして歯並びをきれいにするインビザラ

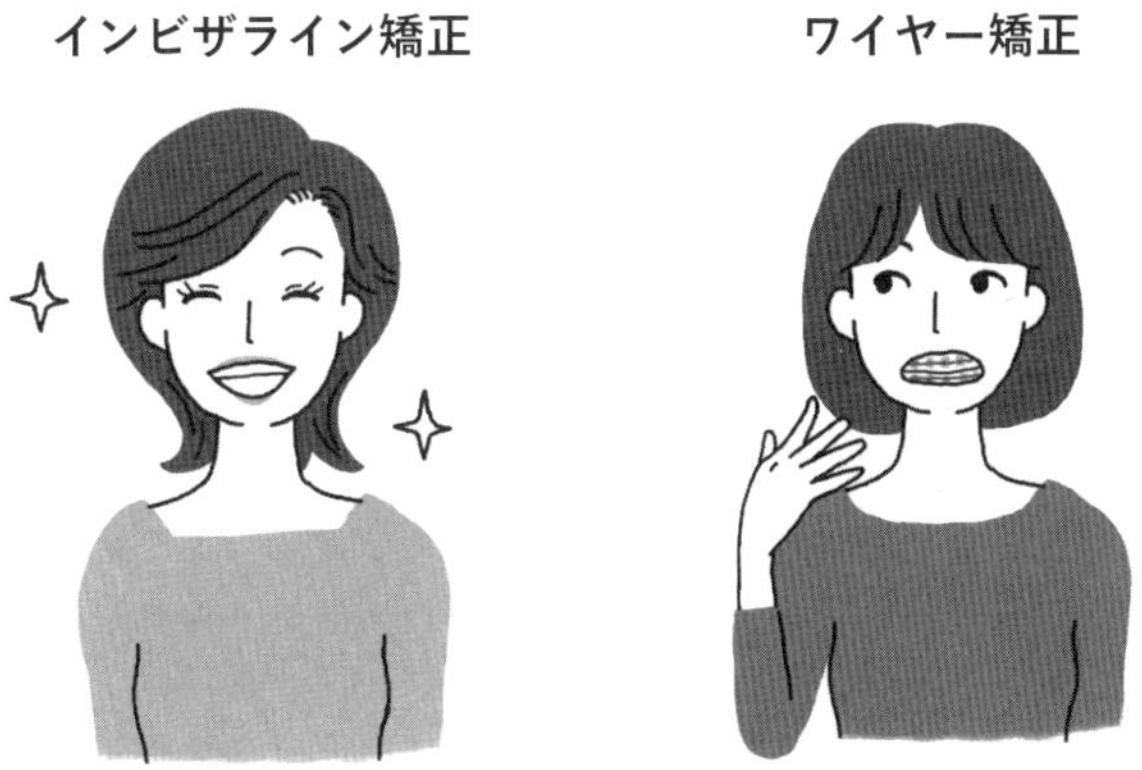

- 自分で取りはずしができる
- 目立たない

- 自分で取りはずしができない
- 装置が目立つ

イン矯正なら、40代、50代、60代でも無理なくできるというのは本当です。実際、私どものクリニックでは40代、50代、60代の数多くの患者さまがインビザライン矯正できれいな歯並びを獲得されています。

インビザライン矯正を体験された患者さまの実例を挙げてみましょう。

【Nさん（44歳）の場合】

矯正前から時々来られていましたが、あるとき（矯正治療開始時）をきっかけに、治療内容は変わりました。

つまり、それまでの「虫歯ができたから応急的に治すだけの治療」から「患者さまの真の健康と幸福のための総合的な治療」へ進化したのです。

Nさんは、もともと歯並びが悪いのは気になっていたそうですが、とにかくきっかけがなかったそうです。

「自分の年齢から矯正ができるとは思っていなかった」

「金属のかぶせ物や詰め物があまり良くないことや、セラミックというきれいで体にも良い物があることを知らなかった」

Nさんに限らず、インビザライン矯正やセラミック治療などを受けられた患者さまは、よくこういうことをおっしゃいます。

Nさん「私でもできますでしょうか？」

私「もちろんですー！　きっときれいになって、歯も長持ちすると思います！」

まずは、歯列不正（叢生《そうせい》）を治すためのインビザライン矯正治療（非抜歯矯正）を、次に、金属の補綴《ほてつ》部をセラミックに替えるセラミック治療（必要なところは根管治療も）を行います。叢生とはガタガタの歯並びのことで、歯科治療における補綴とは、歯が欠けたり、なくなったりした場合に人工物で補うことをいいます。

現在のNさんは、補綴治療、インビザライン矯正共に終了しました。

治療終了後は患者さまと一緒に、パソコンの大画面で治療前から治療終了までの口腔《こうくう》内写真を見ます。

Nさんは写真を見て「わあ！」と感動の声を上げられました。

「昔はこんな状態だったのですね」としみじみと感じておられる様子でした。

患者さま皆さんそうなのですが、もう治療前の状態を思い出せないということです。


【Tさん（50歳）の場合】


お嬢さまがインビザライン矯正希望で来られたとき、Tさんは付き添いとして来られました。お話ししているうちに、「私もできますでしょうか？」と尋ねられました。

Tさんは、年を取ってからでも矯正ができるとは思っていなかったけど、説明を聞いているうちに「これなら私もできるかなあ」と思われたようです。

また、歯については悩みだらけでなんとかしたい気持ちはあったけど、きっかけがなかったそうです。

私は、「もちろんです」と答えました。

Tさんは叢生、交叉咬合《こうさこうごう》だけでなく、左側中切歯保存不可能のため抜歯が必要でした。一般的には、上の歯が下の歯にかぶさっているのが正常な歯並びですが、交叉咬合とは、上の歯が下の歯の内側に交叉してしまっている状態の歯並びのことをいいます。

しかし、インビザライン矯正について真面目に取り組んでくださったので、歯並びはみるみるうちに改善しました。

その後、欠損歯のインプラント治療、金属で修正した歯の虫歯治療（セラミック治療）を行い、最後に矯正で仕上げ、ホワイトニングも行いました。

治療は、インプラント治療やセラミック治療も含めて、約2年で完了しました。

重度の叢生で、いろいろな問題も抱えていた症例にしては、短期間で完了できました。

Tさん自身もこんなに順調に早く改善したことに驚かれたようでした。

印象に残っているのは、矯正終了日のTさんの様子です。

「うれしいー！」と何度も叫んでおられました。

私もそれを聞いて本当にうれしい気持ちになりました。

もともと活動的なTさん、今後ますますアクティブに活躍されることと思います。

【Yさん（58歳）の場合】

重度の叢生、前歯が閉じないオープンバイト、奥歯に2カ所インプラントという条件でした。インプラントの場所は動かせないという難しさもあります。また、抜歯した欠損部もあるという症例でした。

そして以前、系統的な歯周治療を行っていますが、進行した歯周病の部位があり、かなりの悪条件でした。

それにもかかわらず、なんと10カ月後、ほぼ計画に近い形の歯列が出来上がっていました。

そのときは、まだ口腔内は金属のかぶせ物や詰め物だらけでしたので、CAD《キャド》／CAM《キャム》セラミック治療を行いました。CAD／CAMセラミック治療とは、コンピューターでデザイン、製作する白い歯の冠（かぶせ物）や詰め物です。

セラミック治療を行う間に歯並びに多少の後戻りやズレができるので、その後、もう一度インビザライン矯正治療で仕上げをしました。

そして、ビベラリテーナー（後戻り防止装置）装着の日、ホワイトニングも行いました。トータル約1年4カ月で歯並び改善と共に歯周病も改善、見違えるような「きれい・健康」を手に入れたYさん、終了の日に「矯正が終わるのが寂しい」とおっしゃたことがとても印象に残っています。

Yさんにとって矯正治療は楽しい日課だったのかもしれません。自分の願望を叶えるために一歩ずつ進んでいく道のりを楽しみながらやっておられたのでしょう。すっかりきれいになられたYさんがいろいろな悪条件の下、こんなに早く素晴らしいゴールに到達したわけは、

①クリンチェック治療計画が適切（患者さんに合ったマウスピース製作計画）

②患者さまのコンプライアンス良好（医師からの注意事項を守ることができる）

この2つが挙げられるでしょう。

【Aさん（52歳）の場合】

3年ほど前にインビザライン矯正治療を終了したY君（当時高校生）のお母さま（Aさん）はいつも付き添いで来られていました。

Y君の治療が終わりに近づいたころ、私はAさんにも声をかけました。

「お母さまも矯正されたらいかがですか？」

するとAさんは

「私なんて、もうこんな年だし……今からそんなことできないです……」と諦めている様子でした。しかしその後、意外な展開があったのです。

歯のクリーニングで来られていたAさん、歯周病が進行している部分があり、このままではいけないと治療計画をたてることになりました。歯周病は無自覚のままで進行してしまうことが多いのです。気が付くと歯を失うほど重症になってしまうこともあります。

Aさんの場合、外科処置も含めて歯周病の治療が必要でした。

歯周病の根本的な原因であるプラーク（歯垢《しこう》＝細菌の塊）を取り除くことを続けていかないと、なかなか治癒しないのです。

プラークを取り除くというのはまずは歯の清掃です。歯周病の場合は特に「歯の間のお掃除」が必須になってきます。

ところが、Aさんの歯は重度の叢生です。そのままの歯並びだと、完璧なクリーニングはかなり難しい状態でした。このような理由から、ついにAさんはインビザライン矯正をすることを決意されました。

上顎左右第1小臼歯、下顎左右第2小臼歯抜歯、同時に歯周病治療、アンカースクリュー埋入《まいにゅう》の治療を施しました。

歯を動かすための固定源とする小さなネジのようなミニスクリューをアンカーとして、上下顎に小さな輪ゴムのエラスティックを使用し、インビザライン矯正が始まりました。

そして始まりからたった7カ月でかなり改善されて、現在は仕上げ中です。

それにしても、この劇的ともいえる変化には感動してしまいます。

Aさんとは息子さん（Y君）の矯正治療時からのお付き合いになりますが、最初のころと今ではだいぶ印象が変わりました。

これはほとんどの患者さまに共通することですが、歯並びがきれいになってくると、とにかく笑顔が増えるのです。

Aさんも例外ではありません。最近では、来院時は必ずきれいなスマイルを見せてくださいます。

うれしさは言葉でなくても伝わります。スマイルが私たちスタッフ皆に伝わって、皆が笑顔になります。


【Rさん（48歳）の場合】

Rさんは長年の歯並びにコンプレックスがあり、もう今からでは無理と諦めていらっしゃったようです。息子さんが矯正治療を受けられてきれいになっていく様子を見ながらも、自分もできるとは想像もしなかったということです。

私がご提案したときには、ちょっと驚かれた様子でした。

しかしその後、ものすごくうれしそうな表情をされたのを今でも覚えています。

しばらくして、「ぜひやりたいのでお願いします」というお返事が返ってきました。

矯正期間中も、いつもきれいになっていくのを楽しみにされていて、その気持ちが非常に強かったので、モチベーションが下がることなくインビザライン矯正治療が効果的に進みました。

コンプレックスが強い人ほど、また、コンプレックスを持ち続けた期間が長い人ほど、改善されたときの喜びは大きいのかもしれません。

Rさんにとって、歯並びがきれいになったことの喜びは、とても大きなものだったようです。

「本当に満足です」とおっしゃいました。

「満足」という言葉はなかなか出てこない言葉かなぁと思います。自分の中ではこれ以上考えられないほど申し分がない、心が満ち足りているということですね。私はこの言葉を聞いて、最初にRさんに矯正治療の提案をしたときのことを思い出しました。Rさんは私が提案しなかったらおそらく矯正していなかっただろうと。「自分は年を取っているから今ごろ矯正など無理だ」と諦めて、不平不満を抱えたまま過ごしておられたことでしょう。

そして、Rさんもまた「昔の状態を思い出せない」とのこと、「不平不満」や「コンプレックス」から解放されて「満足」を獲得されたようです。

✿歯を思いっきり見せよう

美人の顔の条件とはなんでしょうか？

・目が魅力的（目力のある目）

・Eラインがある（エステティックラインの略で、横顔において鼻の先端と顎の先

端を結んだ線）
・肌がきれい（白くて透き通っている）
・鼻と口の距離が短い
・顔全体のバランスが整っている（黄金比率）
・鼻筋が通っている
・小顔である（卵形）
・歯がきれい（歯並びが良く歯が白い）
・涙袋がある
・口角が上がっている
・笑顔が魅力的
などなど、今までたくさんの人が「美人の条件」について語っています。

これらはもちろん見た目の問題で、行動や性格から現れてくるものも評価の対象にはなります。例えば「性格美人」という言葉があります。

しかし私たち女性にとっては、少しでも「美人（見た目）」に近づきたいというのが本音ではないでしょうか。

「歯並びが良くて、歯が白くてきれい」

「Eラインが整っている」

「笑顔が魅力的」

これらは確かに「美人」の条件であるといえます。

「私はどうせ美人じゃないし」「美人になるなんて無理」などと、諦めるのはやめましょう。美人の条件はけっこうたくさんありますが、全部ではなくても、いくつか実現できれば、「美人」に近づくのですから。

歯並びと口元の美しさは、インビザライン矯正で実現可能です。

白くてきれいな歯は、ホワイトニングやセラミック治療で実現可能です。

そして、白くてきれいな歯並びの歯を思いっきり見せたならば、あなたも美人の仲間入りです。

✿見た目は資産になる

「見た目は資産になる」というお話

アンチエイジング医学における「見た目」の大切さを提唱し、研究し続けている山田秀和先生（近畿大学奈良病院皮膚科教授）とAging Style編集長で形成外科医の塩谷信幸先生が2018年に対談された内容を要約してみました。山田先生いわく「人間には4つの資産がある」ということです。

私たちが持つことができる4つの資産とは

①エコノミック・キャピタル（経済的資産）

土地、建物など

②パーソナル・キャピタル（個人的資産）

学歴、資格などと既往歴や今、病気にかかっているかどうかも含める

③ソーシャル・キャピタル（社会的資産）

人脈など

④エロティック・キャピタル（見た目の資産）

見た目、服装や顔の美しさなど

「全部満足できるほど資産を持っている」などという人はなかなかいないでしょうが、「自分はこれらの資産ならけっこう持っているよ」と言えるようになりたいものですね。

「見た目より中身が大事」といわれることがありますが、はたしてそうでしょうか？

確かに外づらだけ良いという状態（人間でいえば、見た目はきれいに見えるが性格がすごく悪いなど）はダメです。

しかし、見た目は大事だと思うのです。

・年相応の美しさ

・中身（心の優しさや人格）から浮き出る美しさ

・心身共に健康であることからの美しさ
・生き方から出てくる表情の美しさ
特にお顔の美しさにおいては、お肌の美しさと歯並び（口元）の美しさが大きな要素となってきます。

✿自信を持つことの大切さ

「自信を持って生きていますか？」

「あなたは自信がありますか？」

と聞かれたら何と答えるでしょう？

「私は自信があります！」とはなんとなく言いにくいですか？

「自信」という言葉から連想されやすいのは、「自信家」「自信満々」とか「自信過剰」などという、ほかから見てあまり良くない評価の言葉です。

例えば、根拠のない過剰な自信であった場合、日本では特にそのように評価されてしまうのかもしれません。

しかし、もともとの「自信」の意味は、自分の能力や価値などを信じること。自分の行為や考え方を信じて疑わないことです。

だから、「自信」を持って生きていくことは素晴らしいことだと思います。

なぜ自信を持てないのかというと、

①周囲にとらわれ過ぎて「自分」の考えや意志がないから

②他人と「自分」をいつも比較しているから

③同調圧力に弱いから

④過去にあった苦い経験を忘れられないから

⑤今の自分を好きになれないから

しかし過去のあなたは「あなた」ではありません。

今のあなたこそが「あなた」なのです。だから、あなたは、今のあなたを大好きになれるようにしましょう。

そのために、今の自分を好きになれるように、自分磨きに力を入れてみましょう。

まずは、外見、内面共に理想としている自分像を書き出します。

それに近づけることを少しずつ取り入れていき、どんどん魅力的になっていく。

自分を褒めることで自然とプラス思考が身に付いていきます。

あなたにとっての魅力的な未来を描き、イメージしましょう。

そうすることで、脳が目標達成に向けて自動的に動き始めます。これが高い結果を出す人に共通した目標達成の秘訣です。

「描いた目標しか達成できない」

「目標を描くからそこに行ける」

魅力的な未来を描くと、自信があるかどうかは関係なくなり、必要な行動に集中することができます。

その次が決断。

決断することで、脳と心にスイッチが入ります。そうすると、望んでいる結果に意識を集中させることができ、あなたの思考と行動が変わります。

その結果、あなたが望む結果を手にすることができます。

そして、自信のなさ、恐れ、不安、迷いが消えてなくなります。同時にしなやかで強い気持ちを持つことができるようになります。

第2章

「美人はならび」で熟年女優化計画始めませんか?

✿弱みを強みに変える

あなたの強みは何ですか？　あなたの弱みは何でしょう？

あなたのこれからの人生で幸せになるために必要なものは、あなたの強み。

強みをいくつか獲得することが幸せな人生につながります。

例えば、「もうこんなに年を取ってしまったからダメだな」と言ってしまったら年を取っていることは弱みになります。

「まだ若いから無理だよ」と言えば、若いことが弱みになってしまいます。

それでは「私は年を取ってたくさんの経験を積んできたので、若い人ができないことができる」と考えれば、どうでしょう。そうすると、たちまち弱みが強みに変わるような気がしますね。

また、「若いからこそ、できることがある」と考えれば、若さが強みになります。

いずれにしても、現状の中で自分のオリジナルの強みを作り上げていくこと、それはあなた次第だと思うのです。

強み、弱みについては人それぞれ、数え上げればけっこうたくさん出てくるはずですが、

「人は皆誰でも年を取る」。

だから年齢に関することは、人類皆共通の話題だと思います。

人生100年時代が可能ならば、後半の人生も「年寄りだから」という諦めの中で生きるのではなく、年を重ねたことを強みにできるような人生を送りたいものですね。

強み、弱みについて考えるとき、もう1つ共通の話題があります。

それは女性であることが弱みなのか？　強みなのか？

子育てしながら仕事をするというのは、女性にとって弱みなのか？

私自身、子育て中は確かにフルタイムでお仕事ができない時期もありました。失った仕事時間を取り戻したいと焦った時期もあります。

しかしあるとき、その考え方から抜け出すことができました。

子育て（3人を無我夢中で育てたこと）を経験したこともかけがえのないことで

あり、この経験こそ、自分の強みになると思ったのです。

そして、過去にやり残したことを、年を取ってからでもできたとすれば、それもまた私の強みです。まさに弱みは強みに変えることができるはずなのです。


私が歯科矯正医として提案できるのはきれいな歯並びです。

これは歯が多数残っている人については、ほとんどの人が矯正治療により獲得できることです。

特に、インビザライン矯正治療なら乳歯と永久歯の混合歯列期のお子さまから40代、50代、60代の幅広い年代の人が対象となります。歯並びをきれいにするだけでお顔の印象が全く変わる人、人生が変わったという人もおられます。

また、歯を失った人のためのインプラント治療や、虫歯治療のためのセラミック治療も口腔《こうくう》内の機能的、審美的な回復を実現するだけでなく、お顔の形状や印象まで回復できるので、あなたの弱みは強みに変わり人生まで変わっていくのです。

また、歯は食べ物を咀嚼《そしゃく》するという大事な役割があります。

つまり、私たちの体のもととなる栄養を摂取するためには、良い咬合《こうごう》（かみ合わせ）が重要な要素となります。

良いかみ合わせにより、健康という強みを獲得できるのです。

また、良い歯並びは口腔内の細菌清掃を容易にし、歯並びが悪い場合は口腔内の細菌が繁殖しやすく悪い環境になってしまうということです。

結果として、

歯並びが悪い→虫歯や歯周病になるリスクが高まる→歯の寿命が縮まる

歯並びが悪い→口腔内の環境が悪い→感染症にかかりやすい

こんな弱みを抱えてしまうことになります。

✿すてきな自分作り

あなたはいつも、鏡で自分の顔を見ていますか？

女性なら、たぶんお化粧や洗顔するときには見るでしょう。

しかし、よく考えてみると、自分の顔は鏡か映像（写真や動画）でしか見ることができません。

普段、周りにいる人から見られている自分の顔は、どんな顔なのだろう？　そう考えてみたことがありますか？

こんなことを考え出すと悩んでしまいそうですが、他人から見られている顔は、もしかしたら、その人の本当の顔なのかもしれませんね。

自分の顔について気に入っている？

気に入らない？

自信を持っている？

自信がない？

このまま諦める？

もっとよくなりたい？

若いからまだ大丈夫？

年を取ってきたからもう駄目？

悩みや不満は人によってさまざまでしょうが、すてきな自分を作るのは自分――。

それは外側からのアプローチ（体型維持、ダイエット、エステ、化粧、歯列矯正、歯のセラミック治療、美容整形など）と内側からのアプローチ（あなた自身の生き方、困難を乗り越えて積み重ねた努力、心の安定など）が必要です。


「20歳の顔は自然からの贈り物、30歳の顔はあなたの人生。50歳の顔はあなたの功績よ」――ココ・シャネル（１８８３～１９７１年）

フランスのファッションデザイナーであり企業家としても活躍したココ・シャネル。彼女が創設したシャネルブランドは世界有数のファッションブランドとして今も女性の憧れのブランドです。

そんな彼女の残した名言は心に響くものがあります。それは「どんな年代からでも誰でもすてきになれる。それはあなた次第よ」と私たちに語りかけているように聞こえます。

過去の自分はもういない。大事なのは今とこれから——。

だから「今の自分が一番好き！」と、胸を張って言いましょう。

✿意外と多い日本人男性の勘違い、日本人女性の勘違い
——笑ったときに銀歯が見えていいの？

知人の紹介で来られた患者さまのお話です。

50代男性、医師（内科）のAさん
家族に「口臭」のことを指摘されて困っていました。「自分では歯についてはなんとも思わないのだが……」

そんなAさんは病院をいくつか経営されていて、患者さんとだけでなく、いろいろな人とお話しする機会が多いことだろうとお察ししました。

そして、お話ししているうちに、Aさんの金の腕時計がすごく目立つことに気付きました。

Aさんがおっしゃるには、

「この腕時計をしていると、皆びっくりして態度が変わるんだよ」と。

確かに立派な、とても高価そうな金の腕時計でした。

しかし、私の目にはどうしても変な感じに映ってしまいました。

Aさんは明らかに問題がある歯並びで、おまけに笑ったときに銀歯が目立つのです。

口臭の直接の原因は、たぶん口腔清掃不良でしょう。

歯並びが悪い。

不適合な銀歯が入っている。

デンタルフロスを使ったことがない。

これでは口臭を指摘されても仕方ないですね。

日本ではお口の中に銀歯が入っている人は、珍しくありませんよね。

しかし、日本以外の歯科先進国で、銀歯を用いて治療する国はほぼないということです。

アメリカなどの先進国において白くきれいな歯はステイタスです。

「歯のきれいさが仕事などの成功を決めるもの」という考えが普通です。

つまり美しい口元はとても大切とされています。

歯が黄ばんでいたり、銀歯などの歯がチラチラ見えたり、歯並びが悪いと、「お金がないのかな」と思われてしまうのだそうです。

歯科先進国ではお金があったら、まずは歯に使うのが普通なので、日本人の女性が高級バッグを持ちながら歯並びが悪かったり、銀歯が見えたりしていることに、さぞ違和感を覚えることでしょう。

歯科先進国の人から見て、日本人の男性が金の腕時計を身に着け、高級車に乗りながら、歯並びが悪くて銀歯が見えていたら、その人をどんな風に評価するのでしょうか？

私は人からの評価を気にして生きなさいと言っているのではありません。人に好印象を与えられるのに、逆の印象を与えてしまっているままでいいのですかと言っているのです。

日本人はお金もある程度あり裕福なのに、歯並びが悪いし、かぶせ物や詰め物に銀歯を使うことが他の国の人の目には不可思議に映るようです。

なぜ、金属のかぶせ物や詰め物が良くないかというと、銀色でみっともないからだけではありません。

日本における保険適用の金属は、合金といわれる複数の金属が入ったものです。その中にはアレルギーの原因となりやすいものも含まれています。

また、金属の詰め物は接着力が低く、隙間ができやすいため、2次的な虫歯にもなりやすく歯の寿命も縮めます。

安全なセラミックを歯と科学的に接着させる治療が世界的な標準レベルの治療といえます。

私はAさんのようなお金も知識も豊富に持っていらっしゃる方が、とっても貧相な歯の治療レベルで今までやってこられたことを不思議に思っています。

✿八重歯はドラキュラの別名

八重歯はチャームポイント――。などというのは、日本の中のごく一部の意見です。欧米では八重歯はドラキュラの別名だそうです。

実は、八重歯の人は、意外と多いのです。「歯並びが悪い＝日本人」というレッテルを貼られるとはなんて悲しいことでしょう。

歯並びが悪い＝ブサイク＝かっこ悪い＝下品

歯並びが悪い＝汚い＝不健康

歯並びが悪い＝貧困（アメリカなどでは教育と同じくらい歯の矯正を重んじている）

少なくとも海外では、歯並びが悪いだけでこんなイメージなのではないでしょうか。

昔と違って、日本と欧米の意識の差は小さくなっていると思いますが、これからもっと歯並びに対する意識改革が必要だと思われます。

✿本物のアンチエイジング

私がいつも言っていることですが、歯並びが悪いと歯の清掃が行き届かず、細菌が口腔内に多量に長時間、滞在することになります。

その結果はご想像どおりです。

虫歯や歯周病→歯の寿命が短くなる可能性。

それだけではありません！

細菌→感染症→全身的影響など、感染対策、真の健康ということを真剣に考えるならば、ずばり、口腔ケアこそが大事なのです。

そして、もう1つ大事なことは、自分自身の免疫能力を高めることです。

年を取ることは老化や退化だとあきらめていませんか。私たちは本物のアンチエイジングを目指すべきです。

体の老化は良くない生活習慣から加速します。心の老化は向上意識欠如から加速します。生きている限り、老化は避けられません。

呼吸によって体内に取り込んだ酸素の一部が活性酸素に変わり、遺伝子を傷つけ、老化のスイッチを入れます。

しわが増えたり、新陳代謝が遅くなったり、運動能力が低下したりします。

しかし、体の老化には個人差があります。個人差に影響を与えるものとして、生活習慣が考えられます。食事、運動、睡眠、そしてストレス対策などが挙げられます。

正しい生活習慣を心がけていれば、体の老化を早めずに済みます。

100歳以上生きることも夢ではありません。「寿命」を変えることも可能になってきます。老化は体だけではありません。もう1つは心の老化です。体の老化は、年齢に比例するところがありますが、心の老化は比例するとは限りません。

年を重ねるにつれて衰えていく人もいれば、若々しさを保つ人もいます。

もしかしたら心の老化の方が、個人差が大きいかもしれません。


心の老化の個人差に影響を与えるポイントは何でしょう?

その1つとして考えられるのは向上意識です。人生に夢と希望を持ち、生きがいを持った生活を送る。自分で考え、ポジティブな行動に結びつける。なりたい自分を意識して、勇気を持って自分改革をする。

向上意識を失わない生き方なら、老化どころか若返りも可能です。

世の中の社会情勢が暗くなったとしても、なんとなく不安がつきまとう日々になったとしても、そんなときだからこそ、「潜在的な能力を発揮する機会なのだ」という気持ちで、明日に向かってスマイルを振りまいてみてください。

きれい、健康なスマイルが本物のアンチエイジングにつながります。

✿勲章が増えるような年の取り方とは

ある仕事関係でお世話になっている先生に紹介いただいた本の中に、『メンタルが強い人がやめた13の習慣』（エイミー・モーリン著　講談社）という本があります。

13の習慣とは、

1. 自分を哀れむ習慣
2. 自分の力を手放す習慣
3. 現状維持の習慣
4. どうにもならないことで悩む習慣
5. みんなにいい顔をする習慣
6. リスクを取らない習慣
7. 過去を引きずる習慣
8. 同じ過ちを繰り返す習慣
9. 人の成功に嫉妬する習慣
10. 一度の失敗でくじける習慣
11. 孤独を恐れる習慣
12. 自分は特別だと思う習慣
13. すぐに結果を求める習慣

この13の項目を見て「うん、うん確かに！」と納得しました。自分も気を付けたいことが含まれているからです。これらの習慣に陥らないで生きていければ、きっと「メンタルが強い人」になれるのだろうと思います。「メンタルが強い人」になれたら、きっと勲章が増えるような年の取り方ができるでしょう。

誰しも、いつも「メンタルが強い人」でいるというのは、かなり難しいと思います。私自身も「メンタルが強い人」かというとNOです。

しかしながら、私のミッションは高度な歯科医療を通じて、患者さまの美と健康を獲得し、患者さまの真の幸福に寄与することです。ですからそのためには、この13の習慣に気を付けて、ぜひとも「メンタルが強い人」である必要があるのです。

✿心が見た目を作る

インビザライン矯正治療中のＨさんを例にお話ししましょう。

初診のときはどちらかというと暗い表情でした。歯並びの悪さと顎《がく》関節症の悩み、更年期障害の悩みまで抱えていらっしゃいました。

矯正治療を始めることを決断されて、型取りのスキャンのための2回目の来院時、ちょっとびっくりしました。

Hさんはもともと美しい顔立ちでスレンダータイプです。その日はかわいいワンピースとブーツ姿がとてもお似合いで、若々しくてチャーミングでした。

思わず「すてき！」と言ってしまいました。

失礼ながら、第一印象と違って見えたのです。

今まで私どものクリニックで矯正治療やインプラント治療、セラミック治療を受けられて、見違えるようにきれいになったり若々しくなったり、別人のようになった人たちは、けっこうたくさんいました。

治療後にきれいになるのは、治療の成果ですから当たり前です。

しかし、Hさんの場合、まだ治療前なのになぜ変化があったのか？ 心に変化があったからなのだろうか？

ということは、「心が見た目を作る」ということなのだろうか。

インビザライン矯正することへの決断が彼女にもたらしたものは何なのだろう？

・心のモヤモヤや不安が払拭《ふっしょく》されて、安定した状態になる。
・自分が悩んでいることの解決方法が見つかった。
・願望がかなう道が見つかった。
・クリンチェック治療計画で、きれいになった歯並びを想像できる。

このようなことから

・前向きな気持ちでポジティブになれる。
・オシャレして出かけようと考える。
・生きがいを感じることができ、体の不調を感じなくなる。
・自然と表情が明るくなって、笑顔が増える。

くよくよ悩んだり、調子が悪いのは更年期のせいと決めつけたり、外に出るのを控えて家にこもってしまったりすると、さらに状態が悪化すると私は考えています。

つまり、自分に暗示をかけることによって、良くも悪くもなるということです。

実は私自身は「更年期」という時期が自覚のないまま通り過ぎてしまい、忙しく仕事をしているうちに月日が流れていきました。

といっても、私も今までずーっと元気いっぱいでやってきたわけではありません。幾度かのスランプを乗り越えて、まさに七転八起でした。

そして今思うのは、「昔は良かった」とか「若いころに戻りたい」などということではなく、「今が一番なのだ」ということです。

✿進化し続ける人こそ美しい人

人生は一度限り。**ポジティブ・シンキング**（positive thinking）を貫きたいものです。ポジティブ・シンキングとは、「前向きな考え方、積極的な物事の捉え方」のことです。

例えば、悪いことが起きてしまっても、すぐに良い方向に気持ちを切り替えたり、くよくよと悩まずに未来に対して良いイメージを持ったりなど、「プラス思考」「楽観的」などの言葉に言い換えることができます。

ポジティブ・シンキングを実践することの一番のメリットは、楽しさを見いだしやすくなる点です。

もちろん、むやみにポジティブであろうとすることは、デメリットとなることもありますが、メリットが大きいような気がします。

前向きに考えるということは、決して問題や障害から逃げ出すことではありません。積極的に問題や障害の解決に立ち向かっていくのです。

その際に、不安や心配を忘れて、ひたむきに前進するのです。そう、笑顔を絶やさず、楽しいことを想像しながら、ひたむきにきれい健康を目指す人は、きっとポジティブ・シンキングです。

例えば、矯正治療に来られる患者さんを見ていると、皆さん、自分の歯並びがきれいになっていくのを見ながら、とても楽しそうに気持ちが高揚してきているのがわかります。

私ももちろんポジティブ・シンキングです。

・たくさんの患者さまがインビザライン矯正できれいな歯並びになること。
・たくさんの患者さまがきれいで健康になること。
・たくさんの患者さまがハッピースマイルで幸せになること。
・私たちもそれを見て幸せになること。
こんなことばかり想像しながら、前向きに！　前向きに！　日々を過ごすのです。

✿「固定観念」や「既成概念」にとらわれない自由な発想

「固定観念」とは、いつも頭から離れないで、その人の思考を拘束するような考えのことをいいます。固着観念ともいいます。

「既成概念」とは広く社会で認められ、すでに通用している物事の考え方や枠組みのことです。

この2つの言葉は、似ているようですが、実は違います。

つまり、定義から見た一番の違いは、「固定観念」が「その人の中にある」のに対して、「既成概念」は「多くの人に共有されている」ということです。

別の言い方をすると、固定観念は、客観的または科学的ではない考えや思い込みであり、既成概念は、物事に対してこれまで社会的に形成されてきた認識や考え方ともいえます。

例文を探してみました。

私の職場では「来客へのお茶出しは女性の仕事」という固定観念がある。

彼は「女性が家事をするもの」という固定観念を持っている。

ペンギンは寒冷地に生息しているという固定観念があるが、実際は温暖な地域や赤道直下に生息している種もいる。

既成概念にとらわれない自由な発想が新しい発明を生む。

スマートフォンの誕生は携帯電話の既成概念を覆した。

既成概念を打ち破った斬新なデザインが大流行した。

などなど、実社会には多くの例文を作れる材料があふれています。

そして、一番言いたかったのは、「従来の矯正の既成概念を打ち破った治療方法であるマウスピース矯正インビザライン」です。

インビザライン矯正は年々進化しており、今では従来のワイヤー矯正と同じレベルの治療が可能ですが、マウスピース矯正を批判するような固定観念を持っている人もいます。

口腔内スキャナーアイテロエレメントは従来の歯の型取りの既成概念を打ち破りました。

欠損補綴《ほてつ》の方法としてのインプラント治療について、私どもクリニックがインプラント治療を始めたころ（30年前）には、歯科医師のグループ内でさえ「インプラントは不確実な治療」という既成概念がありました。

しかし、後にその既成概念は破れて「オッセオインテグレーション（インプラント体の素材であるチタンが骨に結合すること）」の概念が常識となりました。

また、今実際に、世界で行われていて実績のある方法「ザイゴマインプラント（上顎骨の少ない人に適用される頬骨インプラント）」を批判する固定観念を持った人がいます。

また、CAD／CAMセレックシステムも従来の既成概念を打ち破った方法です。

そして私どものクリニックは自分たちの固定観念をブレークスルーすること、既成概念を打破することにより、一歩ずつ進化してきたのだと思います。

✿体の健康と心の健康

私たちは常に健康であることを求めています。病気になりたいと思う人などいないでしょう。病気にならないように予防するためにはどうすればいいでしょう？

・規則正しい生活
・栄養バランスの良い食生活
・適度な運動
・適度な休息、睡眠
・ストレスフリー

などが挙げられます。

また一歩進んで、栄養療法としての点滴療法やサプリメントなどもあります。いろいろと駆使して健康のための近道を模索したとしても、また、一見、体の健康を保つことができたようでも、なぜか調子が良くないなどと不満顔が治らないのは、もしかしたら心の健康が損なわれているのかもしれません。

心が健康でないと、体の健康まで不安定になってしまいます。また体の健康を損なうと、心まで不安定になりがちです。心と体は一体なのです。

私は毎日、インビザライン矯正の患者さまたちとお付き合いしているのですが、治療の前後で、患者さまのお顔（表情など）が一変することがよくあります。

とても美しくなって、別人のようになる人もたくさんいます。インプラント治療やセラミック治療についても同様です。

私はこのことについて、本当に大げさなお話ではなく、「歯で人生が変わった！」という人たちをたくさん見てきました。

人生が変わった理由としては、実際にインビザライン矯正で歯並びがきれいになったり、インプラント治療やセラミック治療で、きれいな歯が出来上がって、顔面の形態まで変わったりしたなどということだけではありません。

患者さまが幸せをつかんだのです。幸せをつかんだから、幸せなお顔になって、美しく魅力的に見えるのです。

体の健康と心の健康は大事です。体も心も「きれい・健康」になりましょう。

✿戦うことより愛すること

激動の時代、私たちに求められているのは戦いではなくて、人間愛です。そのためには優しく誠実であることです。

人は「優しさ」に触れると心が動かされるものです。「優しさ」とは心温かく、思いやりがあることです。また、穏やかでおとなしいことでもあります。
1．姿、様子などが優美である。上品で美しい。
2．他人に対して思いやりがあり、情がこまやかである。

3．性質が素直でしとやかである。穏和で、好ましい感じである。
4．悪い影響を与えない。刺激が少ない。

このように、優しさの定義はなかなか奥深いのです。優しさを例えると、
・ちょっと疲れておなかがすいたときの温かいスープ
・寒いときの暖かい膝掛け
・雨が降ってきたときに傘
・つまづいて倒れそうになったときに差し伸べられた手

このようなイメージかなと思います。

雰囲気だけでなく、親切や打算でもない、本当の優しさと考えてみると、相手の気持ちにどれだけ寄り添えるかということになってきます。

そして自己犠牲でなく、自分も相手もどちらにとっても幸せがもたらされるような、そんな優しさ——。つまり、一方的な優しさは成り立たないのです。自分が優しさを投げかけることによって、相手に優しさが生まれるという相対的な関係です。

私たちはつい相手にばかり優しさを求めてしまいますが、本当は自分の優しさを

追求する方が先なのです。

とはいえ、私自身も例外ではありません。相手に「もっと優しくしてほしい」と思ってしまうこともあります。

また別の方向から考えてみると、優しくしてくれる人は、けっこうたくさんいるかもしれませんが、俗にいう「うわべだけの優しさ」だけなら、むなしさがつきまといます。

しかし、それでも優しさは必要なのです。優しさは人の心を動かします。

そして優しさに加えて必要なのは「誠実さ」です。

「誠実」の意味は「真面目で人や物事に対して真心があること」です。

「誠」は偽りのない心、「実」は中身がしっかりあるものという意味ですから、この2つが合わさり「中身がしっかりある偽りのない心」となります。

①優しくて誠実
②優しいけれど誠実でない
③誠実だけれど優しくない

④優しくないし、誠実でもない

どれがいいかといえば①に決まってるでしょう。

「優しさ」と「誠実さ」を併せ持つことができたら素晴らしいと思います。

まずは自分自身から、あなたが優しく誠実であれば、あなたの周りには優しくて誠実な人が集まってくるはずなのです。

実は、矯正治療にも優しさと誠実さが求められます。

特に「優しさ」の定義の1番目ですが、姿、様子などが優美であり、上品で美しいことは、私が矯正のゴールに求めている「きれい・健康」に通じています。

「優しさ」

①アライナー(※)がとても優しく歯を動かしてくれている(痛みがない)。

②清掃がきちんとでき、虫歯や歯周病のリスク回避ができるので歯に優しい。

※アライナー……薄い透明の材料を使った矯正用マウスピースのこと。

「誠実さ」

①マウスピースをきちんと付けているだけで、歯が動いている。

②クリンチェック治療計画のゴールに着実に近づいている。
インビザライン矯正は「優しくて誠実な治療方法」といえます。

✿出会いは笑顔とスピーチから（人間同士の対話の要は歯）
——お顔は下顔面部から老けていく

「自分の敷いたレールの上を真っ直ぐ進むの。たとえ退屈なときがあっても」
——ココ・シャネル

まず、自分の生きる道のレールは自分で敷くということが大事です。誰かほかの人が敷いたレールではなく、自分の考えで選んだレールです。

そして、ブレることなく真っ直ぐ進むことです。退屈なとき、迷いや戸惑いがあるとき、いろいろな時期があるとしても愚直に進むことです。

方向が間違っていないなら、きっと「きれい・健康」、「幸福人生」に到達するはずなのです。

試しにこんなことをしてみたらどうでしょう？

マスクを口ではなくて、顔の上半分くらいに着けて、スマイルの自撮りをしてみるのです。いつもの顔と比べてどうでしょうか？

きれいだったら合格です。

だらしなく見えるとか、老けて見えるとか、エレガントではなかったら、たぶん歯並びか歯の色のせいです。

そして、そのイメージは、あなたのお口だけの問題ではなく、あなたの顔の問題、あなたの人生の問題です。

歯並びがきれいで、真っ白な歯だったら、思いっきり笑ったスマイルの顔を見せることができます。そして、自信を持って対話できることで、仕事の成果も上がってくるはずです。

また、きれいな口元でおしゃべりできる魅力的なあなたには、すてきな出会いがいっぱいやってきます。

私がインビザライン矯正やセラミック治療の相談に来られた患者さまにお会いし

たとき、いつも思っているのは次のようなことです。

歯をきれいにしようという気持ちがあれば、その方向に向かってレールを敷けば良い。そして真っ直ぐ進めば良い。きっと素晴らしいゴールに到着できます。きっときれいで健康になれます。

✿きれいに並んだ歯は知性のしるし

知性は目に見えない漠然としたものです。辞書によると、物事を知り、考え、判断する能力。人間の知的作用を営む能力、などとあります。

歯がきれいに並んでいるだけで、なぜ知性豊かに見えたりするのか？

逆に歯並びが悪いと、きちんとしていてもなぜだらしなく見えてしまうのか？

これは人間が無意識のうちに感じ取ってしまう感覚によるものかもしれません。

例えば、きれいに片付けられた良い香りの部屋へ通されたら、ここの持ち主は他人に気を配る知性豊かな人であるという印象を受けます。また自分のことを大切に思ってくれているんだなと感じますね。

ところが、散らかっていて汚れた臭い部屋に案内されたら、ここの持ち主はとてもだらしない人で、他人に気配りしない人だな、とても知性は感じられないという印象を受けます。そして自分は大切にはされていないと感じるでしょう。

この部屋をお口に置き換えてみたらどうでしょう。

歯の「きれい・健康」がどれほどあなたにとって重要な問題になってくるか、おわかりいただけると思います。

今までいろいろな勉強をして知識を得ることで磨かれた知性はとても貴重なものです。その知性をさらに輝かせるためには、「きれいに並んだ歯」が力強い味方になってくれるはずです。

✿「芸能人は歯が命」はなぜか。これからは熟年女優化計画

おそらく芸能人ほど顔を人に見せる仕事はありませんね。それに、ただ見せるだけでなく、評価された結果が自分の仕事の成果に直接関わってくるのですから、「顔が命」といえるわけです。

顔を構成するパーツの中でも、他人に与える印象が強いところは目と口かもしれません。目の動きは主に表情の変化を表しますが、おしゃべりをしたり歌を歌ったりという動作の際には口元が主役になります。

歯並びがきれいで真っ白な歯であれば、その人の評価は上がること間違いなしでしょう。またスマイルがきれいだと、見ている人々に好印象を与えます。

つまり、歯をきれいで健康にするだけで仕事の成功につながるのです。

ですから、芸能人は「歯」をきれいにする努力を怠らない人がほとんどなのでしょう。

しかし、よく考えてみると芸能人でなくても、他人によく見られる職業の人はた

くさんいますし、他人との出会いは誰にでもやってくるわけです。

「歯のきれい・健康」に気を配るだけで、自分のイメージアップができるならば、あなたも芸能人のように、「歯が命」というくらい歯をきれいにすることにこだわってみましょう。

そしてあなたも「美人はならび」で熟年女優化計画を始めませんか？

熟年女優化計画とは

① きれいな歯並びを目指す

② お肌の手入れなど体の外側からのアプローチ

熟年女優化計画

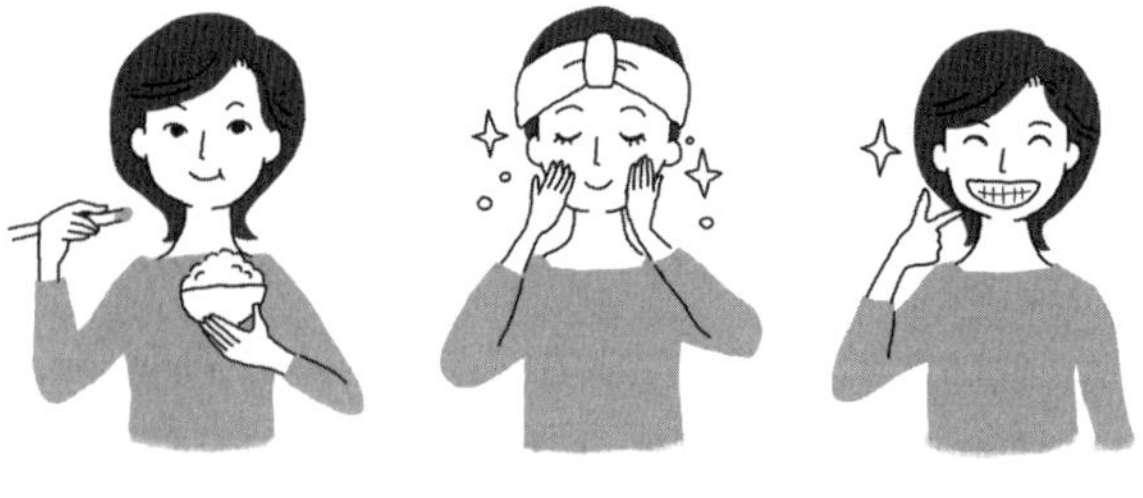

内側からのアプローチ（栄養）　外側からのお手入れ　きれいな歯並び

③栄養管理や生活習慣などによる健康のための体の内側からのアプローチ

「この年齢になって何をするの？」

なんていう必要はありません。

熟年女優化計画は、あなたのこれからの人生を生き生きとしたものに塗り替えてくれることでしょう。

第3章

「歯」のきれいと健康はつながっている

✿きれいな歯並びは歯の寿命を延ばす

——白い歯、きれいな歯並びなら年を取ってもスマイル美人

「8020」（80歳になっても自分の歯を20本以上保とうという運動名）達成者の咬合《こうごう》についての調査（『8020達成者の咬合調査（歯科学報2005年竹内らの研究）』）によると、

上下の歯のかみ合わせで

正常：84・6％

上顎前突《じょうがくぜんとつ》：15・4％

反対咬合：0％

という結果となっています。

また私どものクリニックで行った調査の結果によると、なくした歯の原因の多くは金属冠修復された歯の虫歯である（特に金属冠ブリッジ）という結果が出ています。

このことから、「不正咬合と金属で歯を失う」といっても過言ではありません。

確かに、私どものクリニックでは今までに３０００症例以上のインプラント埋入《まいにゅう》を行ってきましたが、その患者さまたちは皆不正咬合でした。言い換えれば、インプラント治療をされた患者さまで、きれいな歯並びの人は１人もいませんでした。

歯並びが良い人は、虫歯や歯周病になりにくいのです。なぜなら、細菌のたまり場であるプラーク（歯垢《しこう》）は、歯磨きのしづらい奥歯や歯並びの良くない歯と歯の隙間に多いからです。

従って、ブラッシング＆フロッシング（デンタルフロスを用いた歯の掃除）が重要となります。

なぜ、きれいな歯並びが歯の寿命を延ばすのか？

それは歯をなくす原因として考えられる虫歯、歯周病にスポットを当ててみる必要があります。

そもそも虫歯も歯周病も口腔《こうくう》内の細菌感染によって起こります。だからその細菌の数を減らすことこそが一番の予防となります。

歯の表面や溝、歯と歯の間などに蓄積していくプラークというのは、実は細菌の塊であって、これを機械的に取り除くこと（プラークコントロール）をしなければ、細菌感染のリスクは高まります。

ここで歯の清掃（お手入れ）が重要であることはおわかりいただけたと思いますが、それではただただむやみに歯ブラシでゴシゴシすればいいかというとそうではありません。

でこぼこに入り組んでいる（ところどころ重なり合っている）タイルを隙間の部分まで毎日何度もきれいにお掃除しなさいと言われたら、どんなに大変か想像してみてください。

歯並びが悪い人の場合はこれと同じです。

歯列不正のために、一生懸命磨いているつもりでも、細菌の取り残しが増えるばかりで、気が付いたら歯周病や虫歯が進行していたという結果になりかねません。

✿きれいと健康はつながっている

私はいつもインビザライン矯正やインプラント治療、セラミック治療を通じて患者さまがきれいで健康になるようにと取り組んでいるわけですが、実は「きれい」と「健康」はお互いに深く関わり合っているのです。

・「きれい」は「健康」につながる
・「健康」は「きれい」につながる

ここで「きれい」という言葉は非常に抽象的に聞こえますが、本当のきれいというのはどんなものでしょう？

私が考える美しさというのは、もちろん「見た目の美しさ」です。

なぜかというと、人間の内面の美しさというのは、外側にも現れてきます。言葉で（嘘をついて）中身を美しく見せようとしても、化けの皮は剥がれます。

つまり、心の美しさを磨くことは見た目の美しさを生み出すことにつながります。

・心の安定を保つ

・愛情深い心を持つ

このことを前提として「見た目の美しさ」を作るための「行動」が必要になってきます。

行動とは歯並びをきれいにする矯正治療です。

・インプラント治療やセラミック治療

・お肌のお手入れや施術など

・髪のお手入れ

・体型維持と健康のためのオーソモレキュラー療法（食事やサプリメントによる栄養療法）

などなど。

また歯を大事にするということは自分を大切にすること

自分を大切にすることは他人を大切にすること

自分を大切にして他人を大切にすれば、自分の心の中に幸福感が生まれます。

何よりもきれいになると、女性は特に幸福感いっぱいになります。幸福感が生まれると外に出て太陽の下で深呼吸したくなります。外に出たくなるとオシャレもしたくなります。オシャレは自分も他人も明るくします。

気持ちが明るくなると体がポカポカしてきます。

太陽の下、ポカポカしているということは体の末端の毛細血管に赤血球が盛んに流れ、細胞、特に光で細胞内磁場に反応したミトコンドリア内での代謝が円滑になります。

細胞の末端まで酸素が届くと体温は上がり、がん細胞はできにくく、しかもできても生きにくくなります。

しかも末端まで毛細血管を通して血液が行き渡ることにより、末端の細胞は元気になります。

すると、免疫力が上がり健康になります。がんの治療に温熱療法が効果的なのは毛細血管を広げて末端細胞に栄養成分を効果的に届けることができるからです。

コロナ禍で強いられたステイホームによるストレスとマスク着用は、毛細血管を狭くしたり、末端細胞への酸素と栄養供給が不十分になったり、結果として体を不健康に導いていくと考えられます。

人の体の毛細血管の直径は約7・5ミクロンで、酸素を運ぶ赤血球も大体7・5ミクロンの大きさです。

つまりいつもキツキツです。これに毛細血管を狭くすることを頻繁に行う人は免疫力が下がり、風邪をひきやすい、がんになりやすい人ということになります。

毛細血管を狭くする原因として、
・ストレス（暗い気持ちや不安→ステイホームで十分体験したと思います）
・低い体温（寒い環境、低体温症は全身的に良い影響はありません。夏でもお風呂で暖まりましょう）
・怒り（怒りが爆発すると青い顔になるのは毛細血管が狭くなり血液が流れにくくなるからです）
・息を止めての精密な仕事を長い時間行う（これも毛細血管を狭くします。すなわちエネルギーを嫌気的解糖系〔酸素なしで解糖する〕で長く賄うことになる

ので活性酸素を多く生み出し、末端細胞への血液供給が不十分になりがん化しやすい環境を作ると思われます）

きれいになること→健康になること→幸せ
健康になること→きれいになること→幸せ

人生は永遠じゃない！ 限られた人生をいかに幸せな人生にするかはあなた次第！ 健康的な美しさを目指しましょう。

✿歯ブラシセットを携帯しよう

私どものクリニックでは、歯の清掃を行うブラッシング＆フロスコーナーで、診療前にご自分で歯磨きをしていただき、そこで歯科衛生士の指導のもと、毎日自分で行う歯の清掃のためのトレーニングをしています。

これが大変重要なのです。歯のお手入れは矯正治療をしているかどうかに関わらず、非常に大切です。なのに、一般的にはかなり軽視されています。

例えば、最近小学生のお母さまのお話によると、学校では歯磨き禁止、歯ブラシの持参禁止のところもあると聞きます。コロナ禍での歯磨きは飛沫が飛び散るとか、下水処理に問題のある学校では界面活性剤が使用されている歯磨き剤が環境によくないなどという理由もあるようです。

しかし、歯磨き禁示をして本当に感染予防対策といえるのか、不思議でたまりません。

学校の先生に、「マウスピース矯正していて、食後の歯磨きが必要といわれています。給食を食べた後にトイレで歯ブラシすることを許してもらえませんか？」などとお願いしてみてはどうでしょうか？

私の場合、自宅や仕事場にいるときはもちろん、食後には歯ブラシ（電動や手動）とデンタルフロスを使って口腔清掃を行います。

そして外に出かける際は、必ず歯磨きセットを持参し、飲食の後にトイレで歯の清掃をしてからアライナー（マウスピース　P70参照）を着けます。

そのときいつも感じていることですが、トイレで歯磨きをしている人は、まれにしかいないのです。

皆、手はしっかり洗って消毒までしていますが、お口の中はどうでしょう？

私の想像ですが、多分食後に歯磨きをしないですぐにマスクを着けている人の口腔内はバクテリア（口腔内細菌）のたまり場となっていることでしょう。

これは、お口の中はお掃除しないで放っておくと、プラーク（細菌の塊）が残ったまま、とても不潔な状態になるということを、知らない人が意外と多いのでしょうね。

当然、口臭もひどくなってきますので、周りにも迷惑をかけてしまいます。

ブラッシング（歯磨き）とフロッシング（糸ようじ）をきちんとして、口腔内を清潔に保っていると、虫歯や歯周病になりにくいだけでなく、実は、感染予防対策にもなります。

あなたもまずは、キラキラした輝きのある歯を求めましょう！

✿口腔内細菌の多い人は感染症が起こりやすい
――不潔から不健康へ

口というのは栄養や水分を摂取するための入り口であるだけでなく、細菌などの有害なものも入ってくる入口なのです。

経口感染、飛沫感染、空気感染などさまざまな形で口から入ってきます。

それでは、その有害なものが入ってくるのを防ぐために、ずっと口を閉ざしていればいいのでしょうか？

そんなことは不可能であることはわかりますよね。そして「感染」というのは、口を覆ったくらいでは防ぐことはできません。ではどうすればいいのか？

実は、病気の感染を防ぐためには口の中の健康こそが大事な条件の1つなのです。

なぜでしょう？　それは口腔粘膜が皮膚とは違う構造をしていて病原体をブロックする働きをしているから。

口の中はネバネバの粘液に包まれているのはわかりますよね。この粘液がきちんと分泌されていることが、病原体を防ぐパワーになります。

つまり、唾液の分泌が少なく、口の中が乾燥状態になると、このパワーは十分に発揮できなくなります。粘液のネバネバのもとはムチン（タンパク質の一種）であり、病原体を排除する機能を果たしているのは、分泌型免疫グロブリンA（IgA）と呼ばれる物質（粘膜の免疫力の中心を担っていて、これもタンパク質）だといわれています。

口の中ではムチンのような物理的バリアやグロブリンのような免疫的バリアに加えてもうひとつ化学的バリアもあって体を守ってくれています。

それは唾液に含まれるリゾチームやラクトフェリンというタンパク質で、強い抗菌作用がある物質として知られています。

リゾチームは細菌の細胞膜を加水分解し、ラクトフェリンは細菌から増殖に必要な鉄を奪って作用します。

ラクトフェリンは、さらに腸内細菌によい影響を与えることもわかっています。

このように、口は病原体侵入に対して、物理的、化学的、免疫的と何重ものバリアに守られているのです。

よくかんで食べることで唾液をたっぷり分泌すれば、その強い免疫力が病原菌をブロックして、病気の侵入を最前線で阻止するという仕組みです。

口の中のよい状態をキープしていれば、口だけでなく、直接つながっている腸内の環境もよくなります。腸内バランスを整えることは全身の免疫力を強化することにもなります。

さて、ここでまた大事なこと。

口の中のよい状態とは？　これが意外と難しいかと思われます。

なぜかというと、自覚症状がない場合、ほとんどの人は自分の口腔内の状態に気が付かずに過ごしてしまうからです。

また、「歯は少しぐらい放置しておいても大丈夫だろう」などと安易な気持ちを持ち、まさか全身の病気につながるとは思わないのでしょう！

まず歯並びが悪いと、歯周病や虫歯の原因菌がお口の中にたくさん残ることになるというお話は以前にもお伝えしました。

どちらになりたいですか？

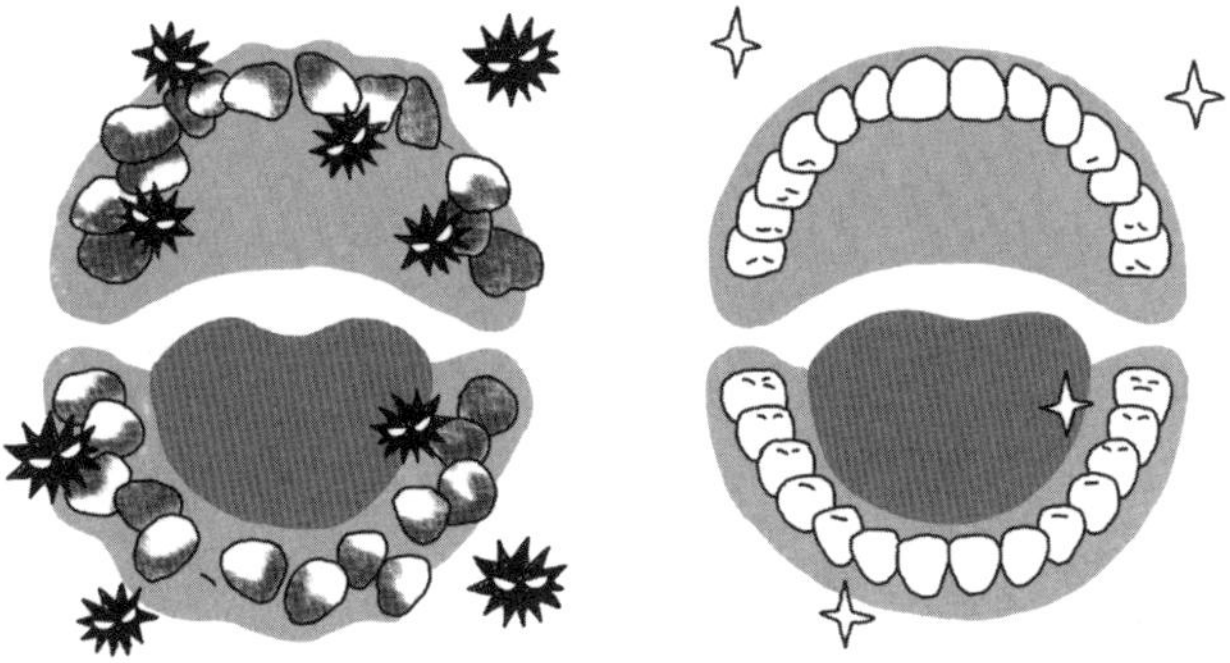

歯並びが悪くて
ばい菌だらけの口腔内

きれいな歯並びで
清潔な口腔内

また金属のかぶせ物や詰め物には細菌が付着しやすいばかりか、2次カリエス（詰め物やかぶせ物の中にできる虫歯）が多く細菌のたまり場となりやすいこと。

ブリッジや部分義歯のところに細菌がたまりやすい環境になっている場合、歯周病や根尖病巣《こんせんびょうそう》（歯の根の先の病気）の進行のため、保存不可能な歯を放置している場合、などなど。

そのままにしていると、本当に心配な事態になる可能性が高いといえます。

例えば、歯周病の細菌が血管に入ると、全身の炎症を加速させるということを知っていますか？

そしてこの炎症は脳にも悪影響を及ぼし、認知症にもつながります。

口の中の細菌が体内に運ばれるルートはほとんどが血管経由です。最も代表的な症状に、細菌が血液中に入り込み全身に広がる「菌血症」がありますが、これは、細菌が直接歯周ポケットの血管から侵入したものです。

血液中に入った細菌が、心臓の内側の膜、時には弁膜にも付着し感染巣を形成して起きるのが感染性の心内膜炎です。

この病巣からは、かなり高い頻度で口腔内の細菌が検出されています。

また、歯周病の患部からは、炎症性サイトカインというタンパク質が放出され、血管を通じて全身に運ばれます。

この炎症性サイトカインが動脈の中に入ると、免疫機能の中心的な役割をするマクロファージを刺激します。マクロファージは死んだ細胞などを取り込む白血球の一種です。これで活性化したマクロファージは、炎症によって酸化されたいわゆる悪玉コレステロールのＬＤＬコレステロールを取り込んで「泡沫細胞」に変身します。

泡沫細胞が増えると、次第に変性して「アテローム」という塊を作り、血管を狭めることになります。

血管が狭くなれば、当然血流が悪くなります。

このアテロームは、血栓のもとになる恐ろしい存在です。アテロームができると、動脈がその場で閉塞するか、塊が遊離して下流の動脈に流れていき、詰まって血栓になります。

これが、心臓や脳で起これば、心筋梗塞や脳梗塞を招くことになります。

虫歯や歯周病を軽く考えていると、いつの間にか全身に細菌がまき散らされていたなどということにもなりかねません。

大げさに言って脅かしているわけではありません！

健康にとって本当に大事なことは何かを知ってもらいたいのです。

✿歯が健康であると笑顔が増える
――幸せな人はきれいに見える

「笑顔が笑顔を呼ぶ。

幸せのスマイルが幸せを呼ぶ。

それはあなたの笑顔が、あなたに関わる人たちにも伝わるからです。

あなたの幸せそうなスマイルは、あなたの周りの人たちに伝わっていく――。

だから、今はもしかしたら、あなたにとって大変な時期かもしれないけれど、こんな時期だからこそ、今というときこそ、たくさんの人たちにすてきなスマイルでいてほしいのです」

実は、これは私どもクリニックのスタッフがホームページのブログで書いていた記事がきっかけで考えたものです。

彼女（スタッフ）の書いたものはもっとシンプルですが、私なりに装飾しました。

彼女の文を読んだとき、人間的な優しさがあふれていて感動しました。

幸せのスマイルってなんてすてきなのでしょう！

幸せな人はとてもきれいに見えます。

あなたもまずは、きれいな歯並びでキラキラした輝きのある歯を獲得して、幸せのスマイルを見せてください。

あなたのスマイルはあなたの魅力を最大限発揮できるものとなり、周りの人たちをも巻き込んでしまうほどでしょう。

✿口臭は自分で気付いていない人が多い

いつの時代もそうだったのかもしれませんが、最近特に感じることは、ほとんどの人は流行や風潮、評価ばかり気にして生きていることです。そこから外れてマイノリティーになることを嫌う人が多いのです。

しかし歴史上では、マイノリティーが真実であったことがけっこう多いのです。はやりを気にするということでわかりやすいのはファッションですね。長いスカートがはやると、皆長いスカートを引きずってでもはいている。ルーズなパンツがはやると、これもまた同様に、似合うとか似合わないとか関係なくはいている。

モデル体型ならば、どんなファッションでも着こなせるでしょうが、大半の人は（もちろん私も）そうはいきません。

本当に評価ということを気にするなら、自分の体型の欠点をカバーするようなもの、自分の長所を引き立たせるようなものを選ぶことが先決だと思います。

オシャレをして楽しむことは素晴らしいことで、私も大好きです。その際にちょっと流行を取り入れてみたいと思うこともしばしばあります。

しかし他人と同調することが目的ではありません。むしろ他人とちょっと違った個性を求めてみたいものです。

私の患者さまで、お見合いサイトのお仕事をされているOさんの興味深いお話があります。

彼女は、結婚相手を探している人たちの出会いを作ってゴールである結婚まで進めるのが仕事ですが、その際、細かいアドバイスを行うそうです。

例えば、女性のファッションについてはかなり厳しいといえます。

スカートの長さは膝が隠れる程度、短すぎず長すぎずと決まっているそうです。色は原色ではなく淡い色で無地、肌の露出し過ぎはダメですが女性らしいイメージが良いということです。

つまり、いつも流行だけを追いかけるファッションではダメだということです。必要なときには目的にかなった服装で臨むのが賢明です。

そしてもう1つOさんが言う大事なことは、

「デートのとき、口臭いのはダメよ〜！」

「歯磨きしっかりしてね〜！」ということです。

一生懸命メイクやオシャレをしても口が臭かったら台無しです。もちろん男性も例外ではありません。

歯の意識を高めると美は作られるのです。そのために、まずは歯のお手入れをしましょう。

自分の目標を大事にすると、成功させるための行動が選択されます。

ですから目標、願望といったものが明確にできれば、もっと自分だけの方向、他人と同調するだけではない方向に進むことができるのではないでしょうか。

自分の行動の意味を考えたことがありますか？

皆がやっているから自分もそうするのですか？

他人から「あなたは変わっている」と言われることがそんなに気になりますか？

向上心がありますか？

一人一人かけがえのない人生だもの、あなたも、もっと自分の願望に向かって進んでいってほしいのです。

そう、本物のエレガンスのためにはきれいな歯が必須なのです。

第4章

人の体は食べたものでできている

✿口は栄養摂取の入り口であり健康の要

きれいで健康になるためには？

「健康のための予防」とは？

病気になったら薬？

確かに間違いじゃない。薬はとてもありがたいものです。

しかし、薬を飲んでも効かなかったら？

薬の副作用が発症したら？

また、その副作用のための薬を飲んで、効いてもまた副作用？　また薬？　と悪循環が続かないとも限りません。

私は薬を全部否定しているわけではありません。誤解しないでくださいね。しかし薬の使い方は適切にということです。

それならば、薬をできるだけ飲まないで過ごせるように、「病気にならないための予防」に力を注ぐことが賢明な方法だと思いませんか？

病気を予防するために行ったことで、健康ではなくなってしまったら、何もしないい方がマシということになります。

例えば、予想される病気が、かなり高い確率で自分の身に迫っていて、死ぬ確率も高いという場合、そのときは副作用と病気をてんびんにかけて考えるべきでしょう。

しかし、ほとんどの場合には副作用のない方法を選ぶのが賢明な道です。

まずは食品からの栄養摂取が基本です。食生活はあなたの人生を決定するくらい大事なものと言っても過言ではないのです。

次に食品で不足している栄養を補う方法としてサプリメントやビタミン点滴などがあります。

サプリメント（メディカルサプリメント）は薬ではありません。栄養素ですので服用量を守っていたら副作用はありません。

「最適な栄養こそ未来の薬である」（ライナス・ポーリング）

そして、栄養摂取のためにはお口の健康が大事です。健康な歯になるためには、まずは歯並びを整えることです。歯並びが悪いと見た目が悪いだけでなく、口腔《こうくう》内のばい菌をきちんと取り除くことが困難になってしまいます。

銀歯だらけの口腔内は見た目が悪いだけでなく、これもまた細菌の温床になったり、金属アレルギーなどの影響が全身へ出たりすることも考えられます。慢性炎症を起こしていて自覚症状がなくても、炎症がある歯を放置しておくと、体に悪影響を及ぼします。

きれいな歯並び、良いかみ合わせの歯で効率よく栄養摂取しましょう。

✿ビタミンCとの出会い、オーソモレキュラー（栄養療法）との出会い

【ビタミンC（アスコルビン酸）との出会い】

ビタミンCは全身の「きれい・健康」に関わること、またコラーゲン生成にとっ

て必要不可欠な栄養素であるので、インプラント治療や矯正治療の際にビタミンCの摂取が効果を表すことも期待できます。

２０１５年、私は総合的歯科医療の一環として点滴療法を学ぶため「点滴療法研究会」に所属し、「高濃度ビタミンC点滴」や「マイヤーズカクテル点滴」をはじめとする点滴療法の研修を受けて、「高濃度ビタミンC点滴療法認定医」を取得しました。

その後はビタミン点滴を実際の診療にも取り入れてきました。

そして、私は高濃度ビタミンC点滴の発祥地であるアメリカ・カンザス州ウィチタにあるリオルダンクリニックに、どうしても行ってみたいと思い、２０１６年に幸運にもその願いを叶えることができました。

５年前に行ったカンザス州ウィチタでのIVC & Chronic Illness Symposiumとリオルダンクリニック見学について、今から考えてみると、あのアメリカでの体験は、私がその後「オーソモレキュラー療法を取り入れた歯科治療」を目指した総合治療を行っていくきっかけになったような気がしています。

【オーソモレキュラーとの出会い】

また2017年には、カナダ・トロントで行われた国際オーソモレキュラー学会にも参加させていただく機会に恵まれました。

オーソモレキュラー療法とは？

オーソモレキュラー栄養療法（orthomolecular medicine）は、我が国では「栄養療法」「分子栄養学」「分子整合栄養医学」とも呼ばれています。

適切な食事やサプリメント・点滴などの栄養素を用いて、私たちの体を構成する約40兆個の細胞の働きを向上させて、さまざまな病気や症状を治したり予防したりする療法です。

私は点滴療法、サプリメント、食事療法が、歯科治療に来られる患者さまの治療の成功、患者さまの「きれい・健康」に寄与できるものと期待しています。

そう考えてみると、歯科治療とオーソモレキュラー療法の接点を追求することが、私のライフワークの1つになったきっかけは、やはりトロントでの学会だったような気がしています。

✿ビタミンCは万能薬

ここでIVCのシンポジウム（カンザス州ウィチタ）や国際オーソモレキュラー学会（トロント）などでご一緒させていただいたトーマス・レヴィ先生の著書（巻末参考文献参照）の翻訳を参考に私なりに考察してみたいと思います。

変性疾患に対するビタミンCの効力

１９４０年代、フレデリック・クレナー医学博士が高濃度ビタミンC点滴を開発し、さまざまな感染症治療で効果を発揮し、ほとんど治癒させてきました。これから実に80年近く無視されてきた歴史を思うと残念でなりません。

これらの感染症の中には現在でも不治の病と考えられているポリオ、破傷風、脳炎などの病気も含まれています。さらに一酸化炭素、農薬、バルビツール酸系、重金属などの物質の致死量の毒性さえもビタミンCが解毒剤として働くことも立証されました。

全ての物質はエネルギーを失って、いずれは分解されるというのが自然の法則・科学の法則です。鉄を含む金属はさび、人の場合は〈老化〉が起きます。つまり〈酸化〉が〈老化〉と〈老化に伴う疾患〉の症状を加速させるのです。

高濃度ビタミンCが変性疾患や感染症、中毒を予防したり抑制したりする力は、ビタミンCの持つ強力な酸化防止能力と直接的・間接的に結びついています。ビタミンCの能力を深く理解するためには、少なくとも〈酸化〉についての基礎を理解する必要があります。酸化を理解するために化学の基礎を復習しましょう。

まずはざっと化学の知識のおさらいです。

・物質を構成する原子は原子核とその周りを回る1個以上の電子で構成されている
・電子は負に帯電した小さな粒子であり、惑星が太陽の周りを回るように原子核の周りを回っている
・分子は2個以上の原子が電子を共有して結びつくことで構成されている

また、酸化をシンプルに説明すると「分子が共有している電子を1個以上失う」ことです。レンガの壁からレンガを引き抜くと壁が弱くなるように、ほとんどの分子は電子を失うことで不安定になります。

一部の分子はあまりに不安定になり「電子泥棒」になります。特に「フリーラジカル」と呼ばれる分子は連鎖反応を起こす電子泥棒で、身体・組織・細胞に酸化ストレスを蓄積しダメージを引き起こします。

あらゆる病原体・毒素は酸化ストレスを増加させることでダメージを生じさせます。酸化ストレスは全ての変性疾患の主要因となっています。

多くの物質が酸化で安定を失う中、安定性を損なうことなく電子を提供できる分子があります。〈抗酸化物質〉です。電子泥棒であり、連鎖反応を起こす「フリーラジカル」は抗酸化物質が電子を提供することで無毒化され、またフリーラジカルの連鎖反応によるダメージの多くを回復します。

抗酸化物質は還元型・酸化型があり、相手に自由電子を渡すと酸化型になります。酸化型になった抗酸化物質は使用済みの状態ですが、通常は良質な栄養素から電子を再度受け取ることで還元型となり再生されます。

変性疾患における酸化ストレスの役割

酸化ストレスを放置しておくと、DNAに異変が生じ、正常な代謝が阻害され、有害な化学反応が発生し、細胞膜が破れ、組織も崩壊し、最終的に有害なゴミが細胞から生成されます。

オンライン論文検索サービスPubMedで「酸化ストレス oxidative stress」のキーワードで類義語を含めて検索すると26万件を超える論文がヒットします。

酸化ストレスが多くの慢性変性疾患を引き起こし、全ての慢性変性疾患を悪化させることは科学的に否定のしようのない事実なのです。

以下はこれら変性疾患のほんの一部です。

・筋萎縮性側索硬化症（ALS）別名ルー・ゲーリッグ病
・アルツハイマー型認知症やその他認知症
・関節炎

・がん
・白内障
・慢性閉塞性肺疾患（ＣＯＰＤ）
・糖尿病
・緑内障
・痛風
・心臓病
・全身性エリテマトーデス（ＳＬＥ）
・黄斑変性
・多発性硬化症
・骨粗しょう症

どの変性疾患が誰に現れるかは、主に次の３要因によって決まります。

① 酸化促進物質〈毒素の種類、発生源〉
② 酸化が起きる場所〈毒素が蓄積される場所〉

③遺伝的体質

1つ目の酸化促進物質の種類にはたくさんあり、例えば、水銀や病原体、正常なエネルギー代謝でも発生するフリーラジカルなどが挙げられます。

2つ目は酸化が起きる場所です。変性疾患は、よく特定の臓器において、集中して発生します。例えば、アルツハイマー病やパーキンソン病は脳で、関節炎は関節で、黄斑変性や白内障は目で、骨粗しょう症は骨で発生します。

また、特定の組織で集中して起きるだけでなく、細胞内の特定の場所、例えばDNAのある核内細胞膜、ミトコンドリアなどに集中して酸化が起きる場合もあります。

3つ目は遺伝的体質です。体質は病気の原因ではなく、発病を確定させるものでもなく、どちらかというと特定の組織や臓器、また細胞内の特定のエリアに遺伝的に受け継がれた〈弱点〉です。

なぜ弱点なのかというと、ある酸化促進物質が特定の人を発病させますが、対策をすることで予防治療できるからです。

私たちの体にはグルタチオンのような抗酸化物質やSOD（スーパーオキシドディスムターゼ）のような抗酸化酵素を合成し酸化ストレスを中和する防衛システムが備わっています。

私たちのほとんどは食事によって抗酸化物質を少量でも摂取しているため、正常な身体機能――呼吸、消化、エネルギー生産など――で生み出される最低限の酸化促進物質には対処できます。

しかし、毒素曝露（※）や感染症で継続的な負荷にさらされると、抗酸化物質や抗酸化酵素による防御では対処しきれなくなり、最悪の場合は慢性変性疾患に至ります。慢性変性疾患を引き起こす酸化によるダメージは、老化による抗酸化物質の生産量の減少や、抗酸化物質の摂取が不十分、などで増加します。

※毒素曝露……食べたり、吸い込んだり、手に付いたりして体の中に入ってくることを「暴露」といい、体に入った量を暴露量という。この場合は毒素が体の中に入ることをいう。

変性疾患と闘うための論理的な戦略

現代医学が推進している「全ての病気に薬を」「患者が死ぬまで症状の軽減を」という治療計画での予防や治療の代わりに私たちが受け取っているものは現状維持のための高価な薬の処方箋だけです。

これら栄養価のない異物をよく調べていくと、それ自体が有毒な病気を促進する副作用があることがわかってきます。

私たちは病気に対してベターなアプローチをとり始めるべきです。酸化ストレスが変性疾患の原因や促進因子であることは疑いようのない事実です。

そして、抗酸化物質を摂取することで酸化ストレスから身を守って効果的に予防できる、または酸化された分子を還元して治療できる、というのは先の事実から論理的に導かれる妥当な結論だからであります。

ビタミンCは万能の抗菌薬であり、究極の解毒剤であるだけでなく、ヒトにとって重要な抗酸化物質でもあります。

それはビタミンCには次のような特徴があるからです。

・他と比べて2倍の抗酸化力を持つ（ビタミンCは1分子あたり1個だけでなく2個の電子を供給することができる）

・安全である（大量摂取、高濃度でも毒性がない）

・どこへでも到達できるため、体全体を守ることができる（一部の抗酸化物質は血液脳関門を通過できないが、ビタミンCは通過でき脳を守ることができる）

・ヒトが自身で産生する抗酸化物質を含め、すでに消費された（酸化された）抗酸化物質を再生（還元）できる

点滴療法による栄養摂取

高濃度のビタミンC点滴は最強の抗酸化栄養だと考えられます。特に、年齢が進むにつれて食事からだけでのビタミンCの摂取では体の変性疾患を予防したり、治療したりすることができないともいえます。

前述しましたが高濃度ビタミンCが変性疾患や感染症、中毒を予防したり抑制し

たりする力は、ビタミンCの持つ強力な酸化防止能力と直接的・間接的に結びついています。

ヒトに栄養素や薬を投与するには次の3つの経路が考えられます。

1．外用（皮膚や粘膜からの吸収）血中濃度は注射の約1／3、ピークになる時間は注射の約5倍

2．内服（消化管粘膜からの吸収）血中濃度は注射の約1／2、ピークになる時間は注射の約3倍

3．注射（静脈、筋肉内、皮下、皮内などから直接体内へ注射）

3の注射は即効性があり、中でも静脈内への薬液は数十秒以内で全身に達し、効率の良い到達法です。また、血液循環は約1分で全身を回ると考えられています。

1．2．の場合時間がかかるのはもちろん、2．の内服の際には消化粘膜に問題がある場合や、栄養素や薬剤に消化吸収のメカニズムを考えられていない場合、ほとんど効果が期待できないものも存在します。

特に栄養素（経口サプリメント）の場合、必要とされる栄養素が消化管で吸収されず、そのまま出てしまう状況も考えられるわけです。

メディカルサプリメントとコンビニやデパートで売っている市販の激安サプリメントとの違いはここにあります。

はっきり言えば、飲んでも必要な栄養素が血液まで達しない場合は、効果がありません。

✿ビタミンDの必要性

２０２０年に感染対策が話題になってから、私自身、ビタミンDサプリメントは毎日摂取しています。

ビタミンDを飲むようになって、確かに体に変化を感じるようになりました。

もともとビタミンC（サプリメントと点滴）のおかげか、風邪やインフルエンザには滅多にかからないのですが、それでも年を取るにつれて、遠方に出かける行事などがあると食事がちゃんと取れなくなるときもあり、元気がなくなってしまったり、喉の不調（風邪のひき始めのような症状）を感じたりすることなどもあり、もっと何か栄養素が必要かと考えていました。

ところが、ビタミンDを取るようになってから、そのような兆候は全くなくなり、気のせいかもしれませんが、お肌の状態（主に気にしている張り）も今までとちょっと違う感じがしています。

やはりビタミンDは素晴らしいと思います。

人は紫外線を皮膚に受けるとビタミンDを自分の体で合成します。

それではなぜ、神様は最後のビタミン産生能力（合成する酵素）をビタミンDとしたのでしょうか？

なぜ、ビタミンCの産生能力がなくなったのでしょうか？

ヤギやコウモリは自力でビタミンCを合成する能力があります。例えば、人間に似ているのでワクチンの動物実験に使用されることが多いヤギが上気道感染症にかかると通常の10倍以上のビタミンCを作って感染症と戦います。

もし神が人間にビタミンDとCの自力作成能力を授けたなら、今回のようなウイルス騒ぎは問題にならなかったかもしれません。

日本人女性の場合、夏でも日焼けやシミの原因となる紫外線を嫌い、太陽光を制限していますが、このことがもしかしたらビタミンDの不足をもたらし、原因のわからない全身の不定愁訴《ふていしゅうそ》につながっているかもしれないと想像されます。

ちなみに私の場合、紫外線はいつも極力避けるようにしています。

このような背景で1～3月の時期のみならず紫外線嫌いの女性は1年中積極的にビタミンDサプリメントを摂取した方が良いかもしれません。

特に太陽光の少ない冬はやや多めに、日照時間の長い夏は少なめの摂取が良いかもしれませんね。

ビタミンDの高摂取は望ましい

ビタミンDを多く摂取することは前立腺や結腸直腸を含むいろいろながん、糖尿病前症状やメタボリックシンドロームに予防的に働きます。摂取推奨値は現在の摂取基準よりもかなり高いでしょう。そして強化されていない食品から摂取することは無理でしょう。また太陽光に当たることはビタミンDを増やしますが、それは皮膚がんのリスクを伴うものでもあります。

ビタミンD欠乏は小児および成人へ影響を与える

【骨障害】

ビタミンD欠乏症のくる病では小児の骨はカルシウム吸収不足により、低ミネラル状態であります。急激な成長期にカルシウム不足であった若者にも同様のことが見られます。成人の骨軟化症では骨の脱ミネラル化が起こっており、特に何回もお産を経た婦人で日光にあまり当たらない場合に見られます。

ビタミンDは高齢者の骨軟化症の予防や改善に有効ですが、骨粗しょう症の治療に有効であるかについては明らかな証明はありません。

【がんやその他の成人病】

カルシウムのホメオスターシス（生体が外的環境の影響を受けても恒常性を保つ能力）を保つのに必要な量以上に摂取された場合には、インスリン抵抗性、肥満、メタボリックシンドロームのリスクを軽減させる報告もされています。いくつかの研究で、ビタミンDが結腸直腸がん、前立腺がんや乳がんをも予防する可能性があることも示唆されています。

しかし、血中のビタミンD濃度が高いほど膵臓《すいぞう》がんの発生率が高まるという関連性も指摘されています。低ビタミンD状態は、がんのリスクを増大させるのか、高ビタミンD状態は、がんを予防するのか、それとも人によっては逆にがんのリスクを増大させるのかについては不明のところもありますが、不足で良い結果が得られないことは事実のようです。

糖尿病や高血圧、そして多発性硬化症といった自己免疫疾患などの病気や健康状態と、ビタミンDとの関連について研究が行われています。

【心のあり方、脳への影響】

脳内での代謝反応に重要なアミノ酸、ミネラル、ビタミンが心の働きに大きく影響を及ぼしています。

セレン、ビタミンC、ビタミンE、その他の天然抗酸化物質は、脳内の炎症やフリーラジカルと闘いNMDA受容体（アミノ酸の受容体である脳内のNMDA受容体が、神経を興奮させる物質により活性化されると、記憶、学習の過程に深く関わるとされている）におけるグルタミン酸活動を間接的に高めます。

中でもビタミンD不足はうつ病、統合失調症、ADHD（Attention-deficit hyperactivity disorder 注意欠陥多動性障害）、その他の精神疾患に関わっています。

太陽の光でビタミンDレベルは上昇します。日照時間が比較的少ない北スカンジナビアで統合失調症の発生率が著しく高いことと関係しているのでしょうか。

【免疫系】

ビタミンＤは、その他多くの意味において体にとって重要な栄養素です。例えば、脳と体のあらゆる部位へメッセージを伝達し、免疫系が体内に侵入してくる細菌やウイルスを撃退するために不可欠です。

ビタミンＤの摂取が急性呼吸器感染症のリスクを著しく小さくすることが示されています。逆にいえば低ビタミンＤ状態のウイルス性急性呼吸器感染症感染リスクは高いといえます。

ビタミンＤは過剰となると毒性を持つ

ビタミンＤの安全な上限は、乳児であれば１日当たり１０００〜１５００IU（アイユー）、１〜８歳の幼児・小児であれば１日当たり２５００〜３０００IU、９歳以上の小児、成人、妊娠中あるいは授乳中の女性（10代女性を含む）であれば１日当たり４０００IUです。ちなみに、１μg（マイクログラム）＝40IUです。

ビタミンＤ毒性の原因は、ほぼ例外なくサプリメントの過剰摂取です。

体は自身が生成するビタミンD量を制限することができるため、日光への過剰曝露がもとでビタミンD中毒が発生することはありません。

知っておくべきビタミンDの相互作用

ほとんどのサプリメントと同様、ビタミンDのサプリメントも服用中の医薬品や摂取中の他のサプリメントと相互に作用したり干渉したりする場合があります。その例は以下の通りです

プレドニゾロン（商標名プレドニン）や、その他炎症抑制効果のある副腎皮質ステロイド剤は、体によるビタミンDの処理作用を弱め、カルシウムの吸収低下と骨量減少を引き起こします。

肥満治療薬オルリスタット（orlistat、商標名Xenical®、Alli®）とコレステロール低下薬コレスチラミン（cholestyramine、商標名Questran®、LoCholest®、Prevalite®）は、ビタミンDおよびビタミンD以外の脂溶性ビタミン（A、E、K）の吸収を低下させます。

てんかん発作の予防や抑制に使用されるフェノバルビタールとフェニトイン（商標名Dilantin®）はビタミンDの分解量を増やし、カルシウムの吸収を低下させます。

あなたが服用している全てのサプリメントおよび医薬品について、担当の医師、薬剤師、その他の医療スタッフに話してください。利用しているサプリメントが、処方薬または市販薬と相互作用あるいは阻害を起こす可能性はないのか、あるいはそれらの医薬品が、体内での栄養素の吸収、利用、分解の過程において阻害する可能性がないのかについて教えてくれるでしょう。

どのような食品からビタミンDを摂取するか

ビタミンDを天然に含む食品は非常に限られています。アメリカ人の食生活において、ビタミンDのほとんどが強化食品から摂取されています。

・サケ、マグロ、サバといった脂肪性の魚はビタミンDの最良の供給源です。
・牛のレバー、チーズ、卵黄には少量のビタミンDが含まれています。
・キノコ類もビタミンDが含まれています。最近では、紫外線に当ててビタミン

Dの含有量を増加させたキノコも売られています。

米国で流通している牛乳のほとんどが1クォート（＝0・946ℓ）当たり400IUのビタミンDで強化されています。ただし、チーズやアイスクリームなど牛乳から作られる食品は一般に強化されていません。

ビタミンDは、多くの朝食用シリアル、いくつかの銘柄のオレンジジュース、ヨーグルト、豆乳に添加されています。各製品ラベルで確認できます。

ビタミンDの必要摂取量

ビタミンDの必要摂取量、1日当たりのビタミンD所要量は年齢によって異なります。左記は、米国食品栄養委員会（米国の専門家グループ）による年齢別1日当たりの平均推奨摂取量です（国際単位IUで表示）。

ビタミンDの1日の平均摂取推奨量（成人についてはこれよりかなり高容量が必要ではないかといわれています。ここで興味深いのは高齢になるほどビタミンDの必要量が高まっている点です）

ライフステージ	摂取推奨量
生後12カ月	400IU
1～13歳	600IU
14～18歳	600IU
成人19～70歳	600IU
成人71歳以上	800IU
妊婦および授乳婦	600IU

（これ以下だと不足とされています）

✿ビタミンCと骨の関係

ビタミンCが骨の構造と密度の形成維持に関わっているのは科学的に立証されています。

骨の20％がコラーゲンという事実がビタミンCを必要としている1つの大きな理由かもしれません。

一般的な考え方とは反対に、慢性的カルシウム摂取不足と骨粗しょう症の発症に関係はありません。骨粗しょう症というのは血中カルシウムから骨を作ることができなくなり骨がスカスカになる症状です。

骨粗しょう症の直接の原因はカルシウム欠乏ではなくビタミンD欠乏と考えられていますが、ビタミンCも劣らず、骨の形成と維持のために次の3つの重要な役割を果たしています。

1．石灰化――骨内でカルシウムが石灰化する過程
2．骨吸収――骨からカルシウムが漏出し、血液中に溶け出す過程
3．酸化ストレス――酸化ストレスが石灰化を抑制し、骨吸収を増加させる

骨の生物学におけるこれらのメカニズムは2種類の骨細胞によって抑制されています。

骨の形成に関わる骨芽細胞（石灰化細胞）と、骨からカルシウムを引き抜く破骨

細胞（骨吸収細胞）です。ビタミンCは幹細胞から骨芽細胞への成長を促進し、破骨細胞への成長を抑制します。

その一方で、ビタミンCが不足すると、カルシウムを溶解させる破骨細胞が際限なく増え、骨から大量のカルシウムが血中に溶け出します。

骨細胞の増減に着目すると、骨粗しょう症になったら高濃度ビタミンC療法を行うべきなのです。また骨密度減少の主要因である酸化ストレスのことからも高濃度ビタミンC療法は有用です。

さらに、骨の約20％を占めるコラーゲン形成は骨の強度維持に非常に重要で、そのためには常に充分なビタミンC補給が必要です。

ビタミンCが不足すると骨は物理的に弱くなります。

ビタミンCが骨量減少の予防に重要であることが複数の研究でもわかっています。70～80歳までの約1000人のビタミンC摂取と骨折を、17年間にわたって追跡調査したところ左記が判明しました。

1．食事からビタミンCを摂取しただけでは骨折リスクを予防できないこと

2．ビタミンCサプリメントを摂取すると骨折リスクが著しく低下すること
3．ビタミンC摂取量が多いほど骨折リスクが低下すること

腰を骨折した高齢者の血中ビタミンC濃度は、腰を骨折したことのない高齢者よりも著しく低いことも臨床研究で実証されています。

骨組織内のカルシウム沈着の減少は、壊血病（ビタミンC欠乏の究極の状態）でも見られます。壊血病になると排せつされるカルシウムの量が増加し、ビタミンCが欠乏した時のアテローム性動脈硬化で見られる沈着物のように、さまざまな組織で侵入するカルシウムの量も増加し、石灰化（カルシウムの流入）が進みます。

その一方で、ビタミンCサプリメントを摂取していた更年期後の女性は、骨密度が高いということがわかっています。

同様の研究で55～64歳までの女性のうち、ビタミンCサプリメントを10年以上摂取していた（そしてエストロゲンは摂取していなかった）女性はそうでない女性よりも骨密度が高かったという結果も得られています。

最終結論は、適切な血中ビタミンC濃度が骨の健康に極めて重要だということです。

✿オーソモレキュラーを歯科治療に取り入れる
――インプラント治療、矯正治療

人体の全ての創傷治癒機転（傷が治ろうとして働くとき）の最初の段階は、歯茎であろうと皮膚であろうと骨であろうと、全てコラーゲンが関与しています。ですから、体がコラーゲン分子を作りやすい栄養素を多量に供給してあげる必要があるのです。

そして、歯の治療においてもコラーゲンのお話は重要です。特に、インプラント治療、矯正治療では骨の代謝が治療の成果に大きく関わってくるからです。

歯は歯周組織（歯肉、歯根膜《しこんまく》、歯槽骨《しそうこつ》）が有機的に連結することにより支持されています。歯根膜は歯根膜腔《くう》を埋める繊維性結合組織で、セメント質と歯槽骨間を主繊維あるいは太いコラーゲン繊維束で連結して歯を支持しています。その繊維間を通じて血管が走行し、隣接組織に栄養供給が行われています。

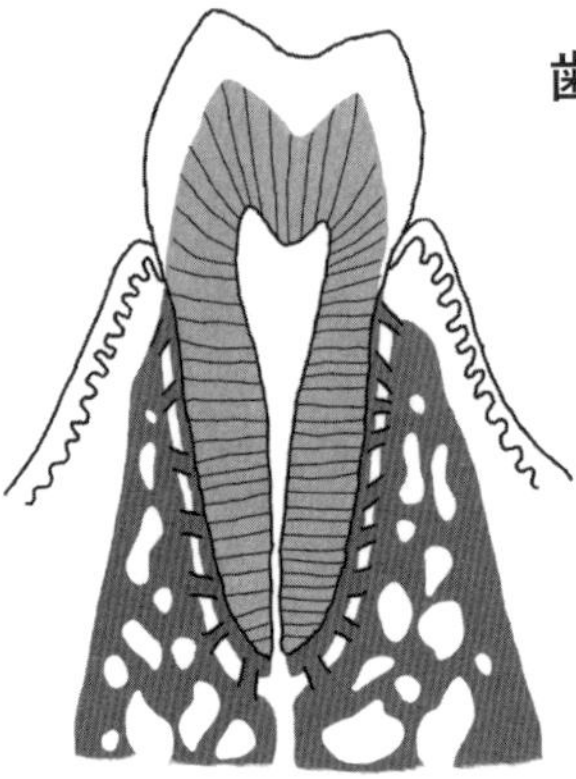

歯の組織図

歯根膜の繊維はほとんどコラーゲン繊維です。歯の移動（矯正治療）には歯根膜が重要な働きをします。

細胞成分である線維芽細胞《せんいがさいぼう》、セメント芽細胞、骨芽細胞、破骨細胞などの活性化により骨の添加、形成と吸収が起こります。矯正治療においてこのような歯槽骨の改造が行われることにより、歯を動かすことができるのです。

次に骨についても簡単に説明しておきます。

骨はコラーゲンというたんぱく質が束になってコラーゲン繊維となり、ビルに例えると鉄筋部分の役割をしています。

骨はこの強靭《きょうじん》なコラーゲンが柱を形成し、そ

骨の強さ

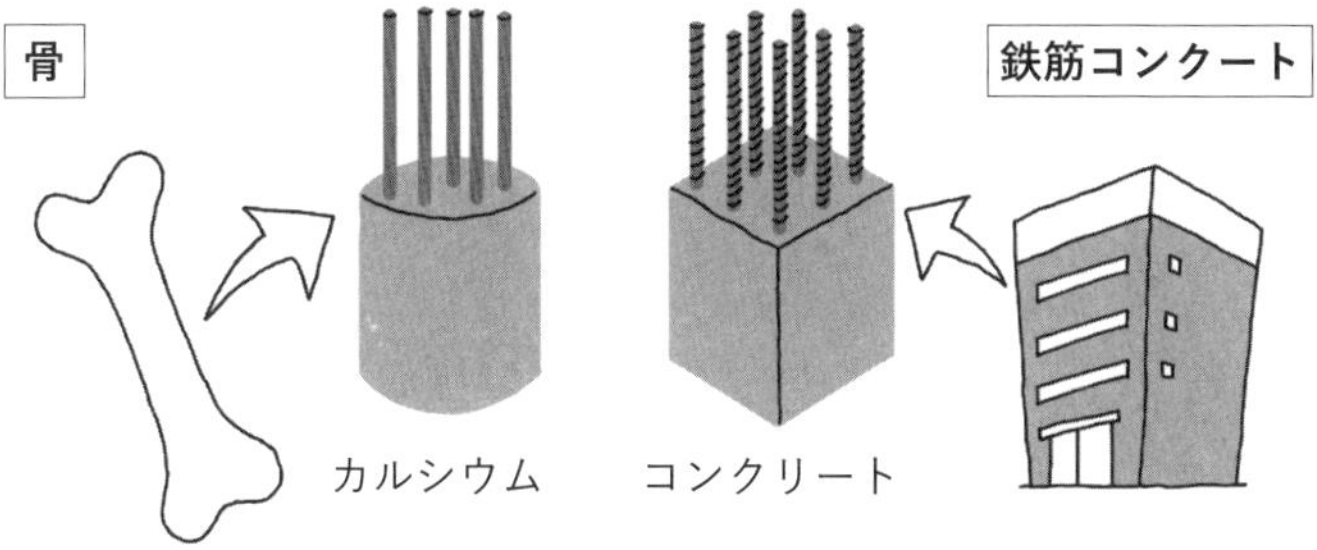

「骨の強さ」＝骨密度（ミネラル・カルシウム）＋骨質（コラーゲン）

のまわりにカルシウムなどのミネラルがコンクリートのように張り付いた構造をしています。強い骨になるには、コラーゲンにミネラルが均一に沈着する必要があります。

　そのためには、コラーゲンがきれいに並んで揃った状態になっていなければいけません。しかし、コラーゲンの量や質が変化すると、きれいな束にならず、ミネラルが均一に沈着しにくくなります。

　つまり、骨量を示すカルシウムなどのミネラルがいくら十分であっても、柱となるコラーゲンの質が悪ければ、強い骨を作れなくなってしまうのです。

✿骨はミネラルを豊富に含む結合組織

繰り返しますが、体がコラーゲン分子を作りやすい栄養素を多量に供給してあげる必要があるのです。

私が考えたオーソコラーゲン（Ortho-Colagen®）は、コラーゲン生成のためにビタミンC、ビタミンD3、アミノ酸、ヘム鉄、酸素を重視しています。

インプラント手術後や矯正治療中の患者さまの骨代謝には、通常より余分に必要と考えられるので、これらを食品からだけでなく、サプリメントからも摂取したり、点滴をしたりしていただくと、治療が非常に順調に進むことがわ

オーソコラーゲンの必須栄養素

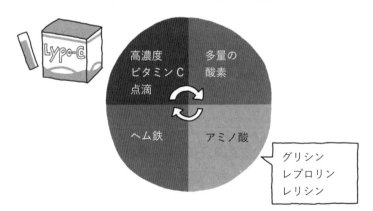

かってきました。

つまりインプラント手術後の創傷治癒が良好になったり、矯正治療中の歯の移動がスムーズになったりする人が増えました。

またこれらのサプリメント投与により他の部分にまで効果が現れました。お肌の状態がよくなったり、美白効果があったり、免疫力がアップして風邪をひきにくくなったなどの感想も聞いています。

✿「きれい・健康」を作る栄養たっぷり骨髄付きのお肉スープ

ここで「きれい・健康」のための素晴らしい栄養が取れるスープのレシピをご紹介します。

骨付ぶつ切り鶏モモ肉450gをオリーブオイル、ニンニクと共に鉄フライパンで焼いて、ざく切りにしたタマネギ1個を入れて、さらに炒めた後、圧力鍋で弱火で30分煮込みます。

スープの味付けは岩塩、黒胡椒といたってシンプル！　ターメリックも加えて火を止める前にバジル、新生姜のすり下ろしを入れます。これででき上りです！


我が家ではバジルは長女が家庭栽培したオーガニックバジルを入れています。

このスープの栄養価はかなり高いと考えています。なぜなら、玉ねぎや新生姜の栄養効果と骨髄付きのお肉スープの効果という両面からの効果が考えられるからです。

骨付き鶏肉を使ったスープは、実はお友たちの内科医I先生のお話がヒントになっています。


このスープの効果について考察するにあたって、以前、私どものクリニックでインプラント治療を受けられた患者さまのお話につながります。

71歳女性の患者さま、Sさんは2006年に御子息が当院で矯正治療をお受けになったことで、当院のインプラント治療を知ることとなりました。

栄養たっぷり骨髄付きの鶏肉スープ

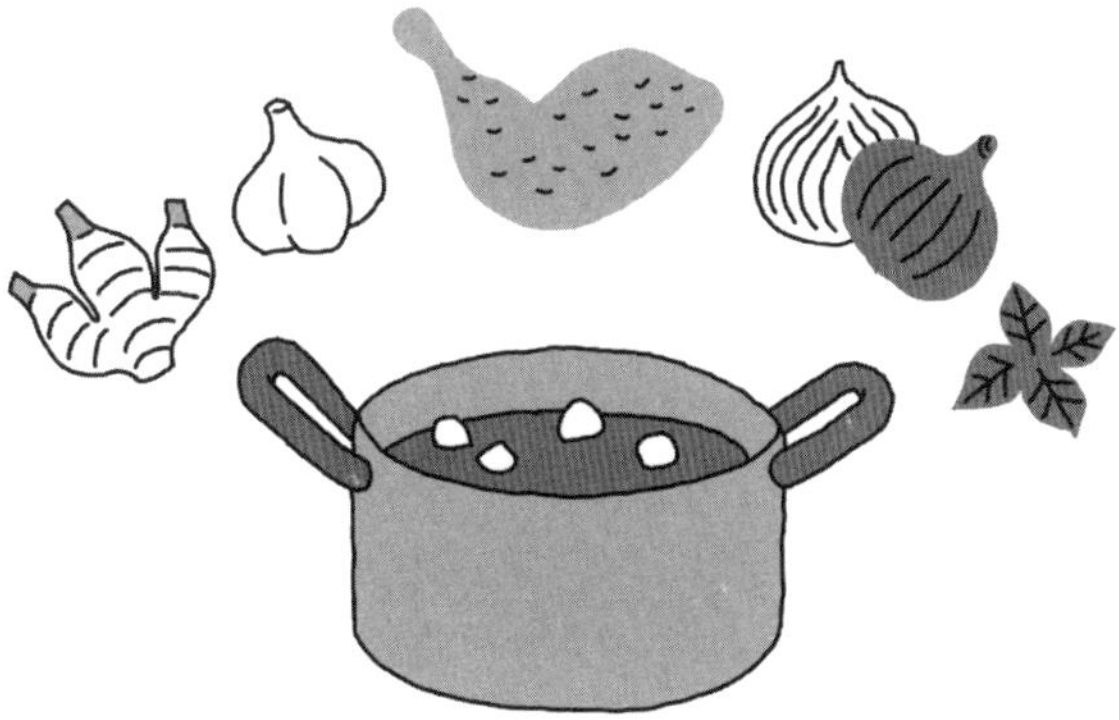

この患者さまは上の前歯が前に飛び出してグラグラし伸びてしまったような状態でいたのですが、これをなんとかしてほしいということでインプラント治療を決心されたようでした。

またのちに、この患者さまのご紹介で妹さんが上下顎のインプラント治療をお受けになりました。

私どもの患者さまは、不自由で楽しめない状態から新しい歯（インプラント治療）を望み、食事をおいしく楽しめ、しかも思いっきり笑顔を見せられる生活を得た患者さまばかりです。

Sさんはインプラントを希望したもの

の、体調が悪く、お医者さまにもらった薬を山ほど飲んでいました。まるで薬を飲むだけでお腹がいっぱいになるのでは？　と感じるくらいでした。

ここで患者さまの食生活を聴取すると明らかに動物性タンパク質が不足している内容でした。そこで患者さまに次のような提案をしました。

血圧の薬1種類だけにしてほかの薬はやめる（内科の先生怒らないでください）。タンパク質を取る食事として、チキンだったら食べられるということなので、骨つきの鶏肉の骨を調理バサミで割り、骨髄を露出させた後、圧力鍋で煮込み、スープと共に柔らかくなった肉を毎日食べていただきました。ただし甘味は少なめで砂糖か蜂蜜を使うこと、原材料がアルコールを含んでいないしょうゆを使って調理することとしました。ほかにも野菜などは自由に入れて良いのですが添加物入りの調味料は使わないことにしました。

胃の調子が戻ってきたらビタミンCを毎日朝1グラム摂取する。Sさんは2カ月ほどこれを継続して、見違えるほどお元気になられたのです。また、鶏肉の調理法についてこちらが教わるほどになられました。

そして、元気を取り戻されたところでインプラント手術に入りました。すぐに仮歯を入れて、とてもお元気な状態で最終の歯へと進みました。治療後は、見違えるほどきれいなスマイルが出来上がりました。

治療前、歯が出て下に伸びていたため唇を完全に閉じることはできませんでしたが、それもすっかり改善しました。上顎骨《じょうがくこつ》上の人工の歯は6本のインプラントにより支えられています。生きている骨細胞がチタンという無機生体材料を許容し、受け入れて、強固に結合して機能しているという現実はいつも感動を与えてくれます。

調理などで骨は厄介者として捨てられますが、骨、特に骨髄の栄養価は高く、遠い昔、我々の祖先が狩猟生活をしていたときには肉食獣が捕った獲物の骨を横取りして骨を奪い、その骨髄を食べて生き延びていたようです。

これは生きるための必須栄養素が含まれていたことを意味します。骨といえばカルシウムが浮かんでくると思いますが、むしろカルシウムはマイノリティーで、骨髄では日々ダイナミックな生体反応が継続しているのです。

骨髄は造血を行う場所で、これなしでは私たちは生きていけません。人や動物に必要なヘムタンパク質の約85％は骨髄で生合成されます。

このヘムはスクシニル-CoAとグリシン（アミノ酸で最も分子量の小さいものでコラーゲンの33％はグリシンからなっている）から合成されます。


正常な状態では骨髄における血球生成は体内の需要に応じて調節されており、必要になると造血活性は短時間で数倍に増加します。

肉眼初見から多数の血液や造血細胞の存在により赤く見える赤色骨髄と血液細胞を押しのけた脂肪細胞で満たされる黄色骨髄に大別されていますがどちらも生きていくには重要な細胞です。

新生児は、骨髄は全て赤色骨髄で占められていますが、成長するにつれて大部分の骨髄は次第に脂肪化し黄色骨髄に変化していきます。

激しい出血や低酸素の条件下では、黄色骨髄は再び赤色骨髄に置き換わるという素晴らしいメカニズムを本来持っているのです。

しかし、必要な栄養素が不足していれば、このような素晴らしいメカニズムを十分に発揮することができなくなってしまうのです。

また、農薬や食品添加物など本来自然になかった化学合成物質によって本来の生体メカニズムが狂ってしまうことがありますから、お料理の素材選びも大切です。

このように骨髄付きのお肉スープは素晴らしい栄養源であり、タンパク質（アミノ酸）、ビタミン、ミネラル（特にヘム鉄）や脂肪が豊富に含まれています。

圧力鍋でしっかり煮込めば肉も柔らかくなり、歯に不自由があっても食べることが可能なので、当院ではインプラント手術後の仮歯の時や矯正治療中にタンパク質を摂取できる手段として、多くの患者さまに推奨しています。

まず細胞が活動するのに必要な栄養素が摂取されているかが重要なのです。

・かむ能力が衰えている人（インプラント手術後などの仮歯の時期、矯正中でかみ合わせが変化する時期など）
・体が弱っている人や高齢者
・免疫力をアップさせて感染対策したい人

・成長発育盛んなお子さま

栄養価が高くてとっても美味しいスープ、「きれい・健康」のために是非お試しくださいね。

✿オーソモレキュラークッキング

クッキングも毎日のこととなると、なかなか大変ですが、外食ばかりだと栄養が偏りがちになるので、私は自分で食材選び、調理までするのを目標としています。

それでも、毎日全部手作りというわけにはいきません。仕事で疲れてクッキングしたくない日もあります。

しかし、ほとんど毎日研究も兼ねて作っています。

お料理教室（ＫＤＣインプラント矯正センター3階オーガニックキッチンにて）も時々行っています。

基本的には、タンパク質、ビタミン、ミネラル摂取を第一に、なるべくたくさん

自分で食材を選び、
手作り料理を目指そう！

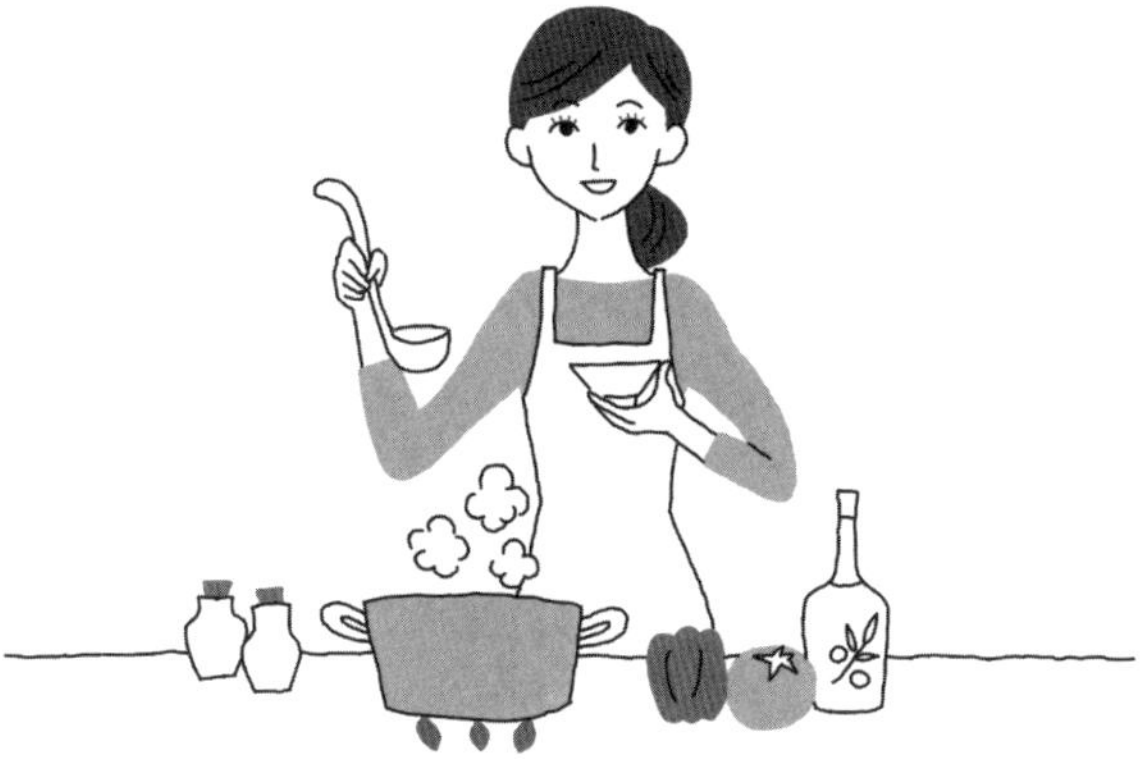

の素材、オーガニック食品を選び、食品添加物を少なく、色がきれいで食欲が増すもの、素材を活かした味付け、楽しく穏やかな気分で感謝しながら食べることです。

健康のための第一歩は「食事」です。そのためには「しっかりかめる歯並びの良い歯」が大切だと私は考えています。なぜなら、歯並びが悪いと、歯周病や虫歯になり、結果として歯を失う確率が高いからです。

良い食生活をしないと、後で結果が表れます。どんな結果かというと、見た目の老化（肌荒れ、しわなど）、いろいろな部分の体調不良、口腔内の病気（歯周病、虫歯）、生活習慣病（糖尿病、がんなど）、各種感染症（風邪、インフルエンザや他のウイルス感染症）、心身症（うつ病）などです。そして病気になってしまってから思うことは、「なんでこんなことになったんだろう」「体が弱いからですか？」「運が悪かったからですか？」「歳を取ったからですか？」

そんなことを考える前に食生活を見直してみませんか？

もしかしたら答えが見つかるかもしれません。

✿オーソモレキュラースムージー

「みちこ先生のオーソモレキュラースムージー」のお話

「ＪＳＯＭ（日本オーソモレキュラー医学会）ウェブメディア」に掲載された私の記事をご紹介します。

――みちこ先生、最初のスムージーとの出会いはいつ頃ですか？

みちこ先生　20年前、長女が矯正装置（当時はワイヤー矯正）を初めて装着したときのことです。「痛くてかめない」と泣いていたので、急いでミキサー（フードプロセッサー）を買いに行きました。

これが我が家におけるスムージーとの出会いです。ですが、子供の適応能力は想像よりはるかに高く、1週間も経たずしてミキサーの出番はなくなりました。

――院内でのスムージー提供、どういった思いで始められたのですか？

みちこ先生　矯正と聞くとどんなイメージを持ちますか？「痛そう」と答える人も多いかと思います。その〝痛み〟については、当院ではワイヤー矯正からインビザラインマウスピース矯正に治療法を変えた結果、劇的な軽減が可能

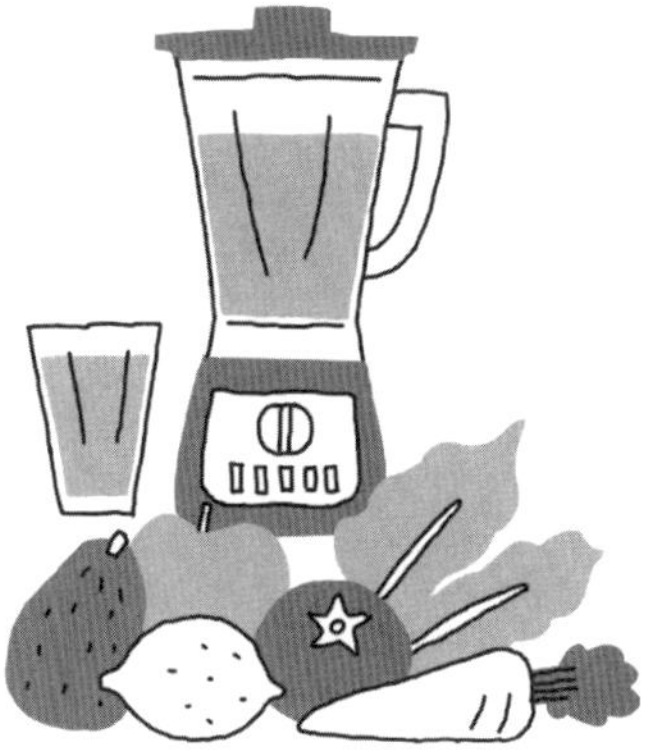

かみにくいときでも栄養が取れる
スムージーはお薦め

となりました。

ですが、咬合《こうごう》が安定するまでの食生活については何が正解なのか探る日々が続いていました。

また、当院ではインプラント治療を30年以上継続して行っています。近年ではAll-on-4（歯が全くない人の治療）、ザイゴマインプラント（頬骨インプラント）の施術、そして遠方から来院される方が増えてきました。

インプラントのオペから最終補綴物《ほてつぶつ》の型取り、仮歯の作製装着まで即日行うことも多く、患者さまは途中で食事を取ることができません。

長時間のオペで疲れ切った患者さまに「何か飲みやすくておいしくて、さらに栄養価の高いものを提供したい」と考えました。そこで、かむ必要がなく野菜や果物の栄養を補給できるスムージーの提供を始めました。

ただ飲みやすいだけでなく、仮歯の時期に強くかむことは破折《はせつ》の原因にもなるので、このようなブレンダーは歯の治療をされている人にお薦めします。咬合が安定するまでの食生活はとても重要です。そのためのレシピを考案中です。

――スムージーにはたくさんの種類がありますが「これが特に人気！」というスムージーはありますか？

みちこ先生　バナナ、りんご、みかん、パイナップル、にんじん、豆乳のスムージーが一番人気ですね。それぞれの食材にはさまざまな作用が期待できます。

・バナナ……疲労回復、抗酸化力、マグネシウムによる血圧調整、血糖値・コレステロール抑制など
・リンゴ……りんごの皮のプロシアニジンの効果、抗酸化力、疲労回復など
・ミカン……ビタミンA、ビタミンB1、食物繊維、鉄、マグネシウム効果など
・パイナップル……ビタミンC、ビタミンB1、食物繊維、鉄、マグネシウム効果など
・ニンジン……カロテン効果、免疫力増加、皮膚粘膜強化など
・豆乳……大豆タンパク、イソフラボン、サポニン、レシチンによる効果など

――最後にみちこ先生お気に入りのスムージーを教えてください！

みちこ先生　お気に入り……悩みますね。それでは3つほどご紹介します。

まず1つ目は、

「小松菜免疫力アップスムージー」

材料……バナナ、リンゴ、オレンジ、パイナップル、おからパウダー、小松菜

続いてご紹介するのは、

「ブルーベリーのアントシアニンスムージー」

材料……バナナ、リンゴ、キウイ、パイナップル、トマト、ブルーベリー

3つ目は、

「カシューナッツ、ゴマのタンパク質・ミネラルジェラート」

材料……カシューナッツ、ゴマ、メープル、氷

――ご紹介いただきありがとうございます！　ジェラートにするとちょっとしたデ

ザート感覚で飲めそうですね。

みちこ先生のオーソモレキュラースムージー。

あなたも作ってみては！

✿食事＋《プラス》サプリメントによる栄養補給

先日、親戚の叔母Sさん（80代女性）にお会いする機会がありました。

Sさんはいつ会ってもすごくお元気で、こちらが圧倒されてしまうほどはつらつとされている人なのですが、何かいつもと違うことに気付きました。

いろいろお話ししているうちにSさんが心配そうに私に聞いてこられました。

「体についてはこれといって悪いところはないと思うんだけど、最近の自粛生活で精神的に滅入ってしまってね……」

「もともと、外に出て友たちとお食事したり、おしゃべりしたりするのが大好きだったのに、できなくなってしまって、テレビを見ていても暗いニュースばかりでつまらないのよ」

「たぶんそのせいで食欲もなくなってしまって……」

「体重計に乗るのが怖い！」

「どうすればいいのでしょう？」

もともとスリムな人ですが、確かにさらにスリムになっておられました。

これは大変！　精神的安定と共に栄養補給を考えていかなければなりません。

この場合、心の健康と体の健康は一体、心の健康が損なわれれば体の健康に悪影響を与えるし、体の健康を支える栄養状態が悪くなることで、心の安定はさらに失われてしまいます。

なんといっても、まずはビタミンCです。ビタミンCは、別名「アスコルビン酸」と呼ばれていて、かんきつ系のフルーツや緑黄色野菜に多く含まれています。

過剰摂取による副作用が少ないため、サプリメントやコスメにも多く利用されるビタミンの王様です。

【ストレス対策に】

ストレスは目に見えませんが、体にさまざまな悪影響を及ぼします。

人間は、ストレスを感じると、副腎からアドレナリンを分泌します。これが抗ストレスホルモンです。

ビタミンCは、この抗ストレスホルモンを作るときに必要な栄養素で、このとき大量に消費されてしまうのです。

イライライしやすい人や、ストレスの多い人には特に必要なビタミンです。

【ビタミンCを多く含む食品】

ビタミンCは、水溶性なので、体にためておくことができません。

また、水に溶けやすく熱に弱いため、炒め物より、ビタミンCが溶け出しても無駄なく摂取できるフレッシュなジュースがお薦めです。

ちなみに、ジャガイモに含まれるビタミンCはでんぷんで保護されているので、加熱してもビタミンCが壊れにくくなっています。

《ビタミンCを多く含む主な野菜》

・菜の花　1／2束……100mg

・赤ピーマン　1／2個……75mg

《ビタミンCを多く含む主な果物》

・柿　1個……127mg

・ネーブルオレンジ　1個……78mg

・はっさく1個……65mg

右記以外では緑茶にも多く含まれています。

【ビタミンCが不足すると？】

ビタミンCが不足すると、白血球の働きが弱まり免疫力が低下します。

ビタミンCはコラーゲンの合成を助ける働きもあります。コラーゲンは皮膚だけでなく骨を強化する働きもあるため、不足すると骨粗しょう症になりやすくなります。

コラーゲン分子の結合を「コラーゲン架橋」といいます。リン酸カルシウムの一種であるアパタイトとコラーゲン繊維が規則正しく並んだ良い状態のコラーゲン架橋は「善玉架橋」と呼ばれています。

「善玉」と逆の「悪玉架橋」の場合、カルシウムなどミネラルをいっぱい摂取しても骨質《こっしつ》が悪いと骨はもろく、骨折しやすい状態になったり、骨粗しょう症になりやすくなったりします。

骨にとってコラーゲンが大変大事な役割を果たしているということです。

骨の強さ＝骨密度（ミネラル・カルシウム）＋骨質（コラーゲン）

さらに、欠乏症が続くと、壊血病という、毛細血管が弱くなり歯茎などの毛細血管から出血する病気にかかってしまいます。

ビタミンCはたくさん摂取しても排せつされてしまうと思っている人が多いかと思います。確かに、リポソーム化されたもの以外は、一度に大量に摂取しても排出されてしまいます。リポソーム化とは、細胞膜に模した脂質の人工膜で成分を包むことです。

また、ビタミンCを多量に摂取しすぎて腸管耐容量を越えると下痢になることがあります。これはビタミンCフラッシュと呼ばれており、デトックスの効果（便秘の解消）の方法の1つともいわれています。

しかし、この場合、せっかくのビタミンCの作用はほとんど失ってしまうことになります！

リポソーム化されたビタミンCサプリメントなら、小腸から直接血管に入り、細胞に届くので、体内吸収、浸透率は98％といわれています。

ちなみに、リポソーム化されていない通常のビタミンCが細胞に届く量はわずか5・4％です。

その後Sさんは、栄養についてすごく興味を持たれたらしく、積極的に聞いてこられました。

「みちこさん！　ビタミンBって何を食べればいいの？　ビタミンDは？」

「やはり一番のお薦めはこれかなあ。ビタミンCの宝庫オーソモレキュラースムージー、そして以前にご紹介した骨髄付き鶏肉のスープ、これらは食欲ないときでも大丈夫ね。もっと食べられるときはウナギ、豚肉、マグロなど、積極的に食べてね」

そんな私の説明を一生懸命聞きながら、Sさんはその日弾丸のようにおしゃべりをして帰って行かれましたので、これなら大丈夫と思いました。

次の日、早速サプリメントの注文もしてこられました。

栄養面からのアプローチはとても大切なのです。

そして人間として当たり前の権利である「自由な行動」を制約することはしてはいけないことです。

私はSさんに言いました。

「健康な人同士、一緒にお食事、おしゃべりしていいのよ。思いっきり笑っていいのよ」

✿心の健康は全身の健康につながる

全身の健康は心の健康につながる。

口腔の健康は全身の健康につながる。

全身の健康は口腔の健康につながる。

健康はきれいにつながり、きれいは健康につながる。

私は皆さまの「きれい・健康」のために、いろいろな方面からのアプローチを考えてプロデュースしていきたいと思っています。

第5章

自分の幸せは自分でつかむ

✿感謝と未来への希望

インビザライン矯正中のSさんから京都に行ったときのお土産としていただいて以来、とてもおいしかったので、時々買ってくるお漬物があります。

そしてお漬物を見るとSさんの言葉を思い出すのです。

Sさんは若い頃から現在40代まで、ずっと矯正をしたいと思っていたそうです。実際、何度か矯正歯科で相談もしたらしいですが、小臼歯を抜歯しないとできないと言われてちゅうちょしてしまったことと、ワイヤーやブラケット（ワイヤー矯正の器具）を歯に着けるのはどうしても抵抗があり、なかば諦めかけていたところ、縁あって私どものところでインビザライン矯正することになったのです。

Sさんの話によると、

「みちこ先生のところでインビザライン矯正できるなんて夢のようです。長年やりたいと思っていたことをかなえたので、今の私は毎日本当に幸せを感じています。痛いと思ったことは一度もありません。毎日どんな風に変わっていくのだろうと考えると、楽しくて仕方ありません」

これ本当の話です。私の作り話じゃないですよ。この言葉を聞いて、私は一瞬返す言葉に困りました。それほど強烈なラブコールでした。

しかし、その後私が考えたことは、痛みは感情によって軽減することもあれば、増強することもあるということです。

つまり、「痛み」は個人差があり、それには生理学的なエビデンスがあるのです。同じような状況でも痛みを強く感じる人と痛みが軽い人があり、痛みを全く感じない人さえいます。

これは歯科医師として年数を重ねると、経験する出来事でもあります。

とはいえ、Sさんほどではないけれど、インビザライン矯正は「痛くない」という人がほとんどです。

✿今の状況に感謝すること

未来の姿（きっと今より良くなっているはず）を想像して楽しみに生きること――。簡単そうだけど、なかなか難しい。つい文句ばかり言っていませんか？明日から感謝し、想像して楽しく過ごしてみましょう。私は、自分にも言い聞かせています。

✿無知は悲しい

知らないことは誰にでもあるけど、知ろうとすることをやめてはいけないのです。知ることで、人間として深みのある人生を送ることができ、かつ主体的に生きることができます。

知識を得ることは学歴を積むこととは違います。正しい知識を得ることは自分自身でよく考えること、感性を磨くことから始まります。

誰かがこう言ってるからとか、こう書いてあったからではなく、自分自身が事実をよく観察して考える力を持つことが大事です。

例えば、去年から今年にかけては特にそうですが、世の中では色々な情報が出回っていて、実際には誰の言うことを信用すればいいのかわかりませんね。

報道というのは、いつも正しいわけではなく、残念なことに嘘だらけです。そんな嘘にまみれた情報の中から、私たちは真実を見出していかねば、だまされた人生を歩むことになってしまいます。

最近の傾向を見ていると、テレビの報道しか知らずに過ごす人がいます。ただ真面目に信じて、自分で物事を調べたり考えたりしない人は要注意です。無知のまま過ごしていると、いつの間にか奴隷のような人生になってしまうかもしれません。

自覚のないまま他人に迷惑をかけたり、人によっては犯罪行為を行ってしまったりすることもあります。

特に健康に関することは気を付けないと、命に関わってきます。健康で長生きして幸福な人生を歩めることを望まない人はいないでしょう。

そのためには何を選択すればいいのか、長期的に安全で科学的エビデンスに基づいた方法を選んでいくべきです。

治療方法、治療薬、予防方法がいつも適切で、あなたを救ってくれるとは限りません。

前述しましたが、まずはお口の中をきれいにしていくことが第一です。

それと共に栄養、運動、休養のバランスが取れた生活をするという基本的なことがとても重要です。そして、お口の中の健康にとって大事な条件が「歯並び」なのです。そう考えていくと歯列矯正がどれほど重要かわかってきます。

それもあなた自身だけでなく、あなたのお子さまやお友たちにも伝われば、きれいで健康な人が増えることになります。

逆に無知であれば、自分の愛する子どもや家族の未来にまで影響が及んできます。

ですから、「無知は悲しい」のです。「無知」から脱出することは誰にでも可能です。

それは人間に与えられた特権、「よく考える」ということから始まります。この「よく考える」ということを積み重ねていくと、あなたの「感性」が磨かれていきます。

いつしか、思わぬ出来事に直面したときに発揮できる「磨かれた感性」が身に付いていることに気付くでしょう。

これこそが「無知」から脱出する道です。

本当の「きれい・健康」への道につながっています。

知的欲求があなたの魅力を引き出すのです。

✿幸せはどこに？

幸せって人によって違うかもしれないけれど、望んで自分からつかみに行かないと、手に入りませんよね。

例えば、皆がこう言ってるからこっちに行こうとか、自分は行きたくないけど誰かに行きなさいと言われて仕方なくそうするとか……。

それでは幸せにはなりません。

幸せになりたかったらまず、できるだけ明るい方を見ましょう。

暗いところを見ないでください。暗いニュース、暗い話題ばかり見ているだけでは希望が湧いてこないでしょう。

今より幸せになるには、今よりもっと明るい方に目を向けて、自分の中に希望や願望といった前向きな思考が湧いてくるのを感じてください。

自分がインビザライン矯正をしてきれいな歯並びになった姿を思い浮かべるのです。「美人はならび」を獲得した姿を思い浮かべるのです。

まずはこれこそが大事です。

まずは自分を大切にすること。自分を大切にすれば、他人を大切にすることもできます。

それが幸せへの一歩を踏み出すことになります。

幸せになりたくないという人はいないはずです。でも、幸せへの第一歩を踏み出すことができない人は意外とたくさんいらっしゃるかもしれない⁉

でも、幸せへの第一歩を踏み出すことは、そんなに難しいことではありません。

周りの人のことや、周りの状況ばかり気にしていると、自分を見失うことになります。

このことは他人を大切にすることとは全く違う次元のお話です。本当に他人を大切にできる人は、自分自身を確立していて、自分も他人も幸せに導くことができる人です。

ですから、今からすぐに明るい方に目を向けて生きていきましょう。

幸せになるために、尊い命を神様から頂いたのだから。

あなたの幸せはあなた自身がつかむもの。

幸せは誰かが運んで来たり、どこかから勝手にやって来るものではありません。

あなたの人生はあなた自身がかじ取りしてください。

これは私が今まで生きてきて学んだ教訓です。

✿人生は３つの要素で成り立っている

鏡で自分の口元を見てください。
そこに見える歯や歯並びがあなたの過去の人生そのものです。
過去は変わりませんが、未来は変えられます。
人生は変えられるのです!!

人生は3つの要素で成り立っていると考えられています。
① 遺伝：親を選ぶことはできません。親からもらった基本的遺伝子情報を変えることはできませんが、後天的要素で70%は遺伝子情報改善が可能といわれています。これはエピジェネティックス（epigenetics）と呼ばれていて栄養学的要素が大きく影響するといわれています。
② 偶然：アクシデントは、ほぼコントロール不能です。
③ 意思：100%個人でコントロール可能な部分です。
積極的に主体的に人生を切り開いていくことが幸運を招き入れることにつながります。

私たちは人生を切り開くため、幸福を勝ち取るためには「意思」が必要なのです。きれいで健康になるために「インビザライン矯正をする」という強い意思があれば、人生を前向きに進めることができます。

✿悩みがあるから成長できる

あなたの悩みは何ですか？

悩みが全くないという人もいるかもしれませんが、たぶんほとんどの人は何らかの悩みを抱えて生きているのではないでしょうか？

悩みの原因を悩みの種ともいいますが、悩みの種がなくなってくれたら、今よりもっと幸せになれるはずですよね。

しかし、私はこう考えます。「悩みがあるから成長できるのだ」と。

大切なことは、「悩み」に押しつぶされないこと。「悩みの種」を発見したら、直ちに「追跡」です。自分の悩みの種をじっくり考えてみる必要があります。

次に悩みの種がなくなったときのことを想像してみることです。

これもけっこう重要だと思います。

この部分がなかなかできないものです。

「悩みから解決された自分」を想像できなかったら、なかなか「悩みの種」はなくなってくれません。

想像するのは自由です。「幸せな自分」を思い浮かべてください。

または、あなたの願望のモデルになるような人や物（例えば、きれいな風景や写真など）を観賞すること——。私はこういう「心の洗濯」のような時間が必要だと思うのです。

そして、次にあなたが行うことは、「悩みの出口」を見つけること。

なかなか見つからない場合もあるかもしれません。

しかし、出口のない悩みはない。解決策は必ず見つかることを信じましょう。

出口が見つかったら実行しましょう。

ここまでできたら、あなたは昔のあなたとは全く違う人、成長できたといえるのです。

私自身、悩みなんてしょっちゅうあります。

だからまだまだ成長中、いったいいくつになるまで続くのか？

たぶんずっと成長し続けて生きていくのでしょう。

矯正相談初診時のコンサルテーションで、「あなたの主訴は？　一番気になっている点は何ですか？」という質問をします。

この気になっている点というのは「悩み」ということですね。

歯並びが悪いことを自分の「悩みの種」ととらえて、矯正相談に来られたことは、まず成長の第一歩を踏み出したことになります。

この場合は、もう「悩み」の出口は見つかっているのです。これほど簡単に出口が見つかる「悩み」なら楽チンです。

後は実行するだけです。

Life isn't about finding yourself. Life is about creating yourself.

人生とは自分を見つけることではない。人生とは自分を創ることである。

——バーナード・ショー

そのためには、新しい自分を創るための強い意欲を持ってください。

そして決断したら出発しましょう。

✿生きていく力を生み出すバネになるもの

生きていくバネになるものは何でしょうか？

考えてみたことがありますか？

生きていくのに真剣になればなるほど、自分を奮い立たせる力、つまりバネになるものが必要になってきます。

例えば、あなたが生きていくのに疲れたとか、これからどんなふうになっていくのか不安になったとしたら、ただただ「頑張れ！」とか、「元気出して！」とか、「努力しろ！」なんて言われても、簡単にはできないものです。

私にもそんな経験はあります。

そして最も良くない場合というのは、「こうなったのは○○のせいだ」「○○さえなければ……」などと責任転嫁ばかりしながら生きていくことです。こればかりしていると、全く前に進みません。進歩がない無駄な時間が過ぎていきます。

人生はいつも好転するとは限りません。まさに山あり谷ありで、不遇の時期をどんなふうに過ごすか？　どのように乗り越えていくかで、その人の人生が決まるのではないでしょうか。

「願望を次々とかなえて幸せな人生を送る人」を成功者と呼ぶなら、私はこんなことを考えています。

成功者は、生きていく力を生み出すバネになるものを持っている――。そのバネを使って自分をコントロールするテクニックを知っているのではないだろうかと。

それではそのバネになるものって何でしょう？

あなたの人生はあなたのもの、私の人生は私のもの。

つまり、人それぞれの人生があるので、バネはその人によって違うかもしれないけれど、私にとってのバネって何なのだろうと考えてみると、意外といっぱいありました。

①自分がこうなりたいという強い気持ち
②自分を信頼してついてきてくれる人たちや賛同、応援してくれる人たちへの感謝の気持ち
③ルーツに対する感謝の気持ち
④あふれんばかりの愛情を与えてくれた両親への思い
⑤プライベート、ビジネス両面において自分を支えてくれるパートナーへの思い
⑥自分が今までに最も愛情を注いだ3人の子供たちへの思い
⑦子孫たちが作り上げていく未来像

私は歯科医師としてだけでなく、女性として、3人の子の母親として、もっと大きく考えると、人間として今まで生きてきて培ったもの、いろいろな経験から得たものが、少しでも誰かのお役に立てればと思っています。

そんな思いが「何らかの言葉で誰かのためになること」を私に駆り立てるのです。

人は誰でも困難や悩みを抱えることがあるはずです。そんなとき、自分ひとりで乗り越えられるとは限りません。乗り越えようとして模索したときに、闇の中から見える光は何らかのきっかけ（チャンス）となります。明るい光がさす未来のためのチャンスとなるでしょう。

✿幸福が成功の鍵

Success is not the key to happiness. Happiness is the key to success. If you love what you are doing, you will be successful.
「成功は幸福のカギではない。幸福が成功のカギなのだ。自分のやっていることを愛しているなら、きっと成功するだろう。」
——Albert Schweitzer（アルバート・シュバイツァー）

つまり、もしあなたが自分のしていることが大好きなら、あなたは成功するということです。誰でも成功したい、幸福になりたいという願望はあるはずです。

また何かを成し遂げて成功するためには、コツコツとした努力といったものが必要です。願望から成功への道は必ずしも平坦ではありません。

しかし、その過程をつらいつらいと嘆きながら過ごす人と、いとも簡単にやってのける人との違いはいったい何でしょうか？

これは人生のいろいろな場面においていえることです。私自身も、つい愚痴をこぼしてしまっている自分に気付いて、反省することもあります。

インビザライン矯正中の患者さまを拝見していると、比較的モチベーションを高く保っている人がいるのに対して、途中からモチベーションが下がってしまい、その結果、治療期間が間延びしてしまい、またモチベーションを上げるのが大変になってしまうという悪循環になってしまう人がいます。

この違いは何でしょう？

毎日の仕事（勉強など、やるべきこと）をどれだけ楽しく取り組んでいけるか、どれだけ大好きになれるか、どれだけ毎日の生活が楽しくて幸せだと感じることができるか、そんな幸福感を持つことができるなら、たぶん成功への道は近いということでしょう。

✿チャンスは誰にでもやってくる

Take a chance. All life is a chance. The man who goes the farthest is generally the one who is willing to do and dare.

「チャンスを生かしなさい。人生には、チャンスが満ちあふれています。成功する人というのは、チャンスを生かそうとする人なのです」

――Dale Carnegie（デール・カーネギー）

チャンスって本当にやって来るの？　待っているだけでいいの？　チャンスを生かすってどうするの？　そんな疑問が浮かぶ人もいることでしょう。

チャンスは誰にでもあるのだけれど、まずはチャンスに気付かない人も意外と多いのです。最初から「自分にはチャンスなど訪れない」と諦めてしまう人もいます。

そして「これがチャンスだよ」と言われても、受け入れられない人もいます。

また、「これってチャンスだな」と感じていても、誰かに反対されて諦めたり、「チャンスが来た」と知りながらも、踏み出す勇気がなくて諦めたりして、結局、チャンスをつかまない人もいます。

自らの人生を描いていくのは自分自身です!!

自分自身の人生だから、自分以外の誰かのものではないから、良いこと、悪いこと全て自分次第といえます。

チャンスを生かすというのは、チャンスをつかみ取ること、大げさにいえば、決断、勇気、自信、責任が必要だと思います。

すごく簡単とはいえませんが、ものすごく難しいことではないはずです。

一度この「チャンスをつかむこと」が上手にできるようになれば、さらにまた次にやって来るチャンスもつかむことができそうです。

そして、やって来たチャンスを生かす（つかむ）ためには、ぼんやりしていてはダメ!!　チャンスは逃げてしまう前につかみ取るのです。

チャンスはあまり長くは待ってくれません。

きっと、チャンスをつかむのは今この時！　という瞬間を感じてください。

あなたのかけがえのない人生は、あなた自身がかじ取りしなければなりません。

あなたはまず、なりたい自分を見つけて、こんな風になりたいという強い願望を持つことが必要です。

そして簡単に諦めないこと。諦めないで一生懸命生きる。そうすれば、必ずチャンスが訪れるのです。

チャンスをつかむこと、それは誰でもできることです。その時、勇気を持って決断すればいいだけなのです。

✿成功のための3ステップ

あなたの「願望」って何ですか？

「○○の専門家になりたい」「○○大学に合格したい」「将来○○になりたい」「素敵なパートナーを見つけたい」「○○さんと結婚したい」「きれいな肌になりたい」「もっと体型を良くしたい」「歯並びを良くしたい」……。

「願望」というのは人それぞれ、その人が自分の人生に本気で向き合っていれば、きっと「願望」が見えてきます。

そのとき、目をそらさないでください！　しっかりと「願望」を自分の脳に刻み込みましょう。そして忘れないように、毎日毎日繰り返すのです。

「私はきっと実現できる」と！

そしてその後、あなたに訪れるのはチャンスです。チャンスに気付いたら、あなたは勇気を持ってつかみ取ればいいだけです。

つまり、成功のための3ステップとは、

①願望を持つ
②実現することを信じて願望を思い続ける（毎日繰り返す）
③チャンスをつかみ取る

幸せへの一歩は扉をノックすることです。幸せになりたいと、皆思っているはずです。

だから扉をノックしてください。きっと扉が開かれる時が来ます。

「願い」がかなう時は必ず来ます。

✿今日の私にさようなら、明日はもっと良くなる

私どものクリニックでは、毎日、朝礼、昼礼、終礼と1日最低3回は、スタッフが集まってミーティングを行うことにしています。

各自の連絡事項やその日の予定、打ち合わせなどを皆でシェアするためです。

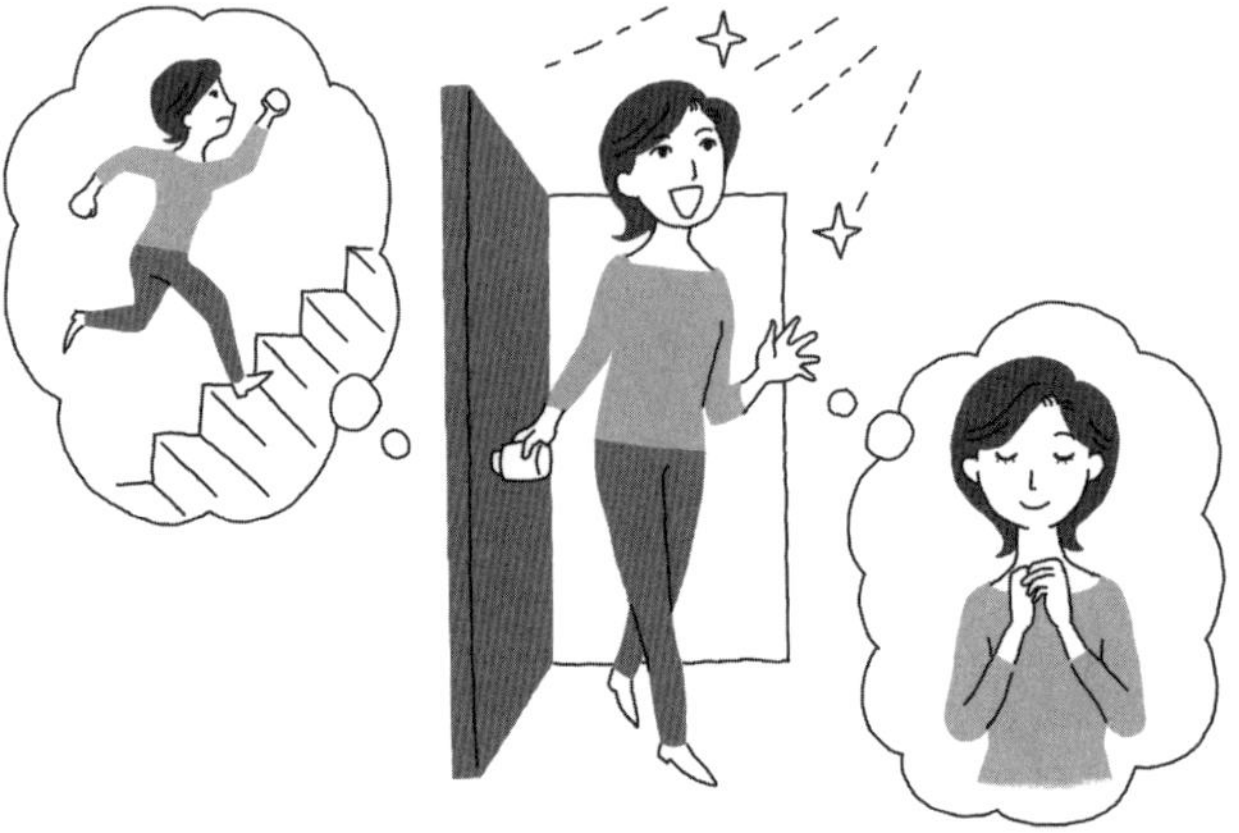

自分の幸せは自分でつかむ

その中で終礼時に守っていることがあります。それは1日の診療終了時に、その日の良かったことを皆が発表することです。

どんなにささいなことでもいいから、良かったことを口にする、悪かったことは言わないようにすること。「ありがとうございました」という感謝の気持ちで1日を終える、その気持ちでまた明日が始まるように。

実はこれ、東京の賀久浩生先生（スーパースマイル国際矯正歯科）のスタッフセミナーで教わりました。それ以来ずっと実行しています。

私自身、毎日良かったことばかりでもないですし、悪かったことばかりでもありません。生きていればいろいろなことがあります。誰でも調子がいいときもあれば調子が悪いときもあります。

うまくいくときもあれば、どうしてもうまくいかないときもあって当たり前です。

実は、最初のころは終了時に皆の前でお話しするとき、ちょっと困るときもありました。

「今日はいいことあったのかなぁ？」

いえいえ、良いことはあったのです‼　あるとき、気付きました。

本当は良いことがあったのに気付いていなかったのです。それよりも気に入らないことが頭の中に残ってしまって、良かったことが隠れてしまっていたのです。

良かったことを口にすることは大事なことだと思います。１日の終わりに良かったことを皆でお話しして毎日拍手をします。

拍手と共にその日のお仕事を終了します。

そして、心の中で明日につながるような締めくくりをします。

夜寝る前、1日の終わりに、自分にささやきます。

「今日の私にさようなら」

「明日はもっと良くなる」

おわりに

「美人はならび」の執筆中、２０２１年7月13日、私の実母（和子）が89歳で永眠いたしました。本が出版されたら真っ先に母の元に届けに行こうと思っていた矢先の出来事でした。

母は珠算塾を経営しながら家事、育児もバリバリこなすとても元気な人で、生涯現役を貫いた人でした。そんな母が若いころから抱いていた最大のコンプレックスは、実は「歯並び」だったのです。私が幼い頃からいつもこう言っていたのを思い出します。「生まれ変わったら歯並びがきれいな美人になりたい」と。

私は歯医者になったら真っ先に母の歯並びを治そうと決めていました。そしてそれは矯正治療ではなく、補綴《ほてつ》治療（かぶせ物などの治療）という形で実現しました。

私どものクリニックでは、矯正、インプラント、セラミック治療後の患者さまがよく「歯がきれいになって生まれ変わった」とおっしゃいます。

ですから私は「生まれ変わる」ということを、死んでから生まれ変わるのではなく、生きているうちに生まれ変わるのだと捉えています。

「美人はならび」は生きているうちに実現し、花を咲かせるのです。

母の死に直面して、第一に感じたことは「命のはかなさ」です。はかない命だからこそ、命あるうちに生まれ変わってみたいと思いませんか。

「美人はならび」で生まれ変わったら、新しいすてきな人生になるはずです。また、亡き母は私にいろいろなことを教えてくれました。

例えば、「独りだけでも行きなさい。半分になっても行きなさい」と。

これは、「誰かが一緒に行ってくれなくても（賛成してくれなくても）行くのだ。たった独りきりでも、たとえ自分が半分になったとしても、こうと思ったら行くのだ」という強い意志の言葉です。

今、社会は未来が予測できない不安定な時代となっています。不安を解消するために周囲と同調することを優先して、真実を見抜くための思考能力がなくなっている人が増えているようです。

本当に大切なことは、自らの思考と直感であり、私たちの自由な意志は尊重されなければいけません。

「たとえ独りきりでも、半分になったとしても行くのだ」という強い気持ちが、今こそ必要なのではないでしょうか。

どんな時代がやってこようとも、確固たる自分があれば怖がる必要はありません。

「美人はならび」で生まれ変わって、自由と愛に満ちた幸せな人生を歩む人たちが、新しい時代を築いていくことを願ってやみません。

加藤通子

Hie M & Tsukamoto I ." Vitamin C-deficiency stimulates osteoclastgenesis with an increase in RANK expression" J Nutr Biochem. 2011. Feb;22(2):164-171.)

Sheweite SA, Khoshhal K I, " Calcium metabolism and oxidative metabolism in bone fractures: role of anti-oxidants" Curr Drug Metab. 2007 Jun 8(5):529-525.

Saito M," Nutrition and bone health. Roles of vitamin C and vitamin B as regulators of bone mass and quality" in Japanese, Clin Calcium.2009. Aug 19(8)1192-1199.

◎参考文献

『Primal Panacea 究極の万能薬 - ビタミンCの真実』（2019 年）
Thomas E Levy.
Henderson,NV:MedFox Publishing　Https://www.peakenergy.com/

ハーパー生化学　原書 30 版（2016 年）清水孝雄 [監訳]　丸善出版

ジュンケイラ組織学第 5 版（2018 年）坂井建雄・川上速人 [監訳] 丸善出版

栄養素の力（2017 年）ウイリアム・ウォルシュ、生田哲監訳　ら・べるびぃ予防医学研究所

厚生労働省統合医療に係る情報発信等推進事業 Evidence-based Japanese Integrative medicine ビタミンDより
https://www.mhlw.go.jp/shingi/2009/05/dl/s0529-4j.pdf

『歯は動く～矯正歯科臨床の生物学的背景～』（2006 年）平下斐雄、山本照子　医歯薬出版

『栄養の基本がわかる図解辞典』（2005 年）中村丁次監修　成美堂出版

Naura R, Tauseef M, Ahmad I, 2013. Vitamin D Deficiency Among Postmenopausal Women With Osteoporosis. Journal of Clinical and Diagnostic Research 7:336-338. PMID: 23543783.）

（Yalin S, et al. " Is there a role of free oxygen radicals in primary male osteoporosis?" Clin Exp Rheumatol. 2005 Sep-Oct 23(5):689-692

Park JB, et al. "The effects of dexamethasone, ascorbic acid, and β -glycerophosphate on osteoblastic differentiation by regulating estrogen receptor and osteopontin expression" J Surg Res. 2010 Oct 8.

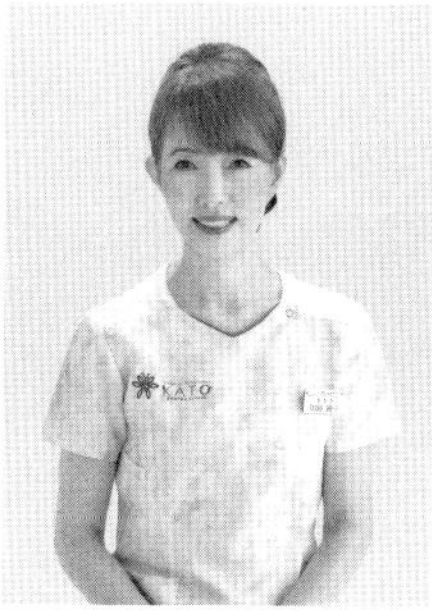

加藤通子（かとう・みちこ）

3歳のとき出会った美人の歯医者さんに憧れて歯科医師を目指す。

子供のころから「美しいもの」に惹《ひ》かれる傾向があり、将来は「人を美しくする職業」に就きたいという強い願望があった。

1984年日本大学松戸歯学部卒業、1991年より大阪府富田林市にて歯科医院開業、医療法人明新会かとう歯科医院理事長、KDCインプラント矯正センター院長を務める。

現在、夫、長男、長女（皆歯科医師）とともに、インプラント、矯正、セラミック治療を主体とした、総合的な歯科治療を行っている。

また、自身が3人の子供の母親として活動してきたこともあり、女性の立場からの視点を大切にする方針である。

日本アンチエイジング歯科学会理事、Certificated学会認定医、日本成人矯正歯科学会、日本口腔衛生学会、日本小児歯科学会、日本歯科審美学会、点滴療法研究会マスターズクラブ、国際オーソモレキュラー医学会、非抜歯矯正研究会所属、IVC高濃度ビタミンC点滴療法認定医、アライン社認定インビザラインドクター。

美人《びじん》はならび

美人《びじん》は歯《は》でできている　女性歯科医《じょせいしかい》が伝《つた》える

2021年11月22日　初版第1刷

著　者　加藤通子《かとうみちこ》

発行人　松崎義行

発　行　みらいパブリッシング

〒166-0003 東京都杉並区高円寺南4-26-12 福丸ビル6階
TEL 03-5913-8611　FAX 03-5913-8011
https://miraipub.jp　MAIL info@miraipub.jp

企画協力　Jディスカヴァー

編　集　田川妙子

イラスト　ハシモトジュンコ

ブックデザイン　洪十六

発　売　星雲社（共同出版社・流通責任出版社）

〒112-0005 東京都文京区水道1-3-30
TEL 03-3868-3275　FAX 03-3868-6588

印刷・製本　株式会社上野印刷所

ISBN978-4-434-29672-7 C0047